CONTRIBUTION A L'ÉTUDE

DE

L'HYSTÉRIE CHEZ L'HOMME

PAR

le Docteur Emile BATAULT.

AVEC DIX FIGURES DANS LE TEXTE

C'est un vaste champ pour discourir en tous sens.
— MONTAIGNE.

GEORGES STEINHEIL

Éditeur

2, Rue Casimir Delavigne, 2

PARIS

CONTRIBUTION A L'ÉTUDE

DE

L'HYSTÉRIE CHEZ L'HOMME

PAR

le Docteur Emile BATAULT

C'est un vaste champ pour
discourir en tous sens.
MONTAIGNE.

GEORGES STEINHEIL
Éditeur
2, Rue Casimir Delavigne, 2
PARIS

INTRODUCTION

Le mot *hystérie*, appliqué à l'homme, a choqué les
oreilles de bien des pathologistes, qui ne l'ont employé
à leur corps défendant, qu'avec un sentiment non équivoque de mécontentement. Ce fut même, malgré cela,
un acte d'héroïsme médical que d'oser affirmer l'existence d'hommes hystériques. C'est à Charles Lepois,
qui professait en 1618 à l'ancienne Faculté de Pont-à-
Mousson, que revient cet honneur. Deux siècles après,
Louyer Villermay disait encore : « L'homme ne peut
être hystérique puisqu'il n'a pas d'utérus. » C'est évidemment un sophisme, car dans la science les faits
priment les mots, mais cela démontre bien jusqu'à
quel point ce nom a pu influencer des esprits justes et
éclairés. Aujourd'hui la discussion est close, l'hystérie
masculine est admise par tous les auteurs. Nous savons
actuellement que la femme peut être hystérique, même
lorsque par suite d'un arrêt de développement elle n'a
pas d'utérus (cas de Grisolle). Cet organe est donc hors
de cause.

Il résulte de là que ce malheureux mot « d'hystérie »
est aussi mal trouvé pour le sexe faible que pour l'autre ;
quel embarras nouveau ! Le plus sage, selon nous, est
de ne pas le changer. Considérons-le, suivant le conseil
de Briquet, comme un simple substantif tel que : fer, or,
plomb. Son étymologie aura du moins une valeur historique en rappelant les théories d'Hippocrate, qui con-
sidérait la matrice comme un animal entrant en fureur
lorsqu'il ne pouvait concevoir. Une expression nouvelle

n'aurait pas cet avantage, elle embrouillerait la question et rien de plus. En somme, beaucoup de tracas pour mince besogne. Du reste, pour donner une idée des formes multiples que peut revêtir cette névrose, Axenfeld a dit : « L'hystérie constitue une pathologie en raccourci. » Nous ne pouvons donc pas accepter le mot *Neurospasme* proposé par Lombard, qui ne serait guère applicable au mutisme hystérique ; ni le nom de *Tarassis* mis en tête d'un travail tout récent publié par M. Lanoaille de Lachèse. Les termes suivants : *Didymalgie*, de Piorry, *Encéphalie spasmodique*, de Georget, *Névrospasmie*, de Brachet, *Névropathie aiguë cérébro-pneumogastrique*, de Girard, sont des expressions individualisées qui n'ont pas l'ampleur voulue pour caractériser une entité morbide aussi nettement déterminée.

Avant d'entrer dans le cœur même de notre sujet, nous tenons à exprimer notre vive gratitude à Monsieur le professeur Charcot, l'éminent clinicien de la Salpêtrière. Grâce à sa bienveillance toute particulière, nous avons pu récolter dans son service les observations publiées dans ce travail. Nous le prions de bien vouloir accepter ici le respectueux hommage de notre profonde reconnaissance.

Nous remercions également Monsieur Marie, son aimable chef de clinique, MM. les docteurs Ch. Féré et P. Richer, MM. Guinon et Gilles de la Tourette, internes des hôpitaux, pour les obligeants services qu'ils nous ont rendus durant notre séjour à Paris.

Les photographies reproduites dans ce travail sont dues à l'amabilité de M. Londe ; nous lui adressons nos sincères remerciements.

CHAPITRE PREMIER

PHYSIOLOGIE PATHOLOGIQUE

> Et y a plus loing, de rien, à la plus
> petite chose du monde, qu'il n'y a de
> celle-là iusques à la plus grande.
> (*Les Essais*, liv. III).   MONTAIGNE.

Nous abordons notre sujet par son côté faible, par son *locus minoris resistentiæ*, car si l'hystérie est bien connue symptomatiquement, il n'en est pas de même au point de vue anatomique et physiologique. C'est en effet la névrose par excellence, une maladie *sine materia*. Bernutz, dans son article du *Dictionnaire de médecine et de chirurgie pratiques*, dit que l'hystérie résulte d'un défaut d'équilibre dans les différentes parties du système nerveux, que c'est une balance folle. Mais quelle est l'origine de cette instabilité du centre de gravité cérébral?

Le mot névrose n'est qu'un aveu d'ignorance pathologique; c'est un rien qui est quelque chose, et même beaucoup. Les effets étant connus, nous avons le droit et le devoir de chercher à remonter aux causes. Le microscope, ce puissant révélateur d'un monde longtemps méconnu, malgré les perfectionnements que l'avenir lui réserve, pourra-t-il jamais résoudre toutes les questions qui constituent les problèmes les plus ardus de l'anatomie pathologique? N'y a-t-il pas, au-delà du visible, quelque chose qui nous échappe et nous échappera toujours? Nous le croyons. Nos moyens d'investigation s'améliorent chaque jour pour nous permettre l'étude de la matière, mais chaque jour aussi nous démontre ses propriétés merveilleuses, sa délicatesse et sa perfection.

Dans le système nerveux, il y a des circonscriptions qui seront, dans une certaine mesure, probablement toujours inaccessibles à nos recherches expérimentales, et dans lesquelles nous ne pouvons pénétrer que par le raisonnement, la supposition et les analogies. Ainsi, malgré leur incertitude, les vues théoriques s'imposent d'elles-mêmes. Elles analysent les faits acquis et se trouvent être les précurseurs de la vérité.

Nous n'avons nullement la prétention de démontrer la lésion fort probablement dynamique, c'est-à-dire purement fonctionnelle qui est à la base de la maladie que nous étudions ; mais nous n'hésitons pas à émettre une hypothèse qui nous paraît en tous points conforme aux données de la science moderne. Le chimiste, qui représente graphiquement le groupement des atomes dans une molécule d'un corps quelconque, espère par ce moyen donner plus de clarté à sa démonstration ; il cherche à se rendre compte du phénomène ultime qui se passe sous ses yeux. Nous agissons de même. Nous sommes dans l'incertain, c'est vrai, mais une hypothèse scientifique c'est souvent une loi à l'état embryonnaire, en voie d'évolution. Par sa simplicité elle satisfait l'esprit. En rapprochant les faits, elle leur donne une nouvelle valeur et permet de les considérer non comme l'œuvre du hasard, mais comme la conséquence pour ainsi dire fatale et forcée de cette loi qui existe sans pouvoir être démontrée d'une façon palpable.

Nous avons parlé d'un trouble fonctionnel des cel-

lules cérébrales, demandons-nous d'abord quelle est leur
physiologie normale? Ici, pour la compréhension de
l'opinion que nous allons soutenir, nous devons faire
une courte digression, en laissant de côté la pathologie
pour passer dans le domaine de la zoologie.

Ayant suivi dans le cours de nos études les leçons de
l'éminent professeur Carl Vogt, nous avons accepté sans
réserve les théories du transformisme, où nous avons
trouvé l'explication rationnelle du développement de la
vie sur la terre. Nous avons admiré le génie de Darwin,
qui a mis en lumière les deux grandes lois de l'évolution et de la lutte pour l'existence. Ayant lu, d'autre
part, avec le plus vif intérêt, les *Essais de psychologie
cellulaire*, de Ernest Hæckel, nous avons été frappé de
la logique de ses assertions, qui nous paraissent pouvoir donner aussi l'interprétation de bien des phénomènes de physiologie morbide.

Tels sont les principaux points qui nous ont engagé à
émettre les considérations qui vont suivre. Rappelons
en quelques mots l'hypothèse si brillamment soutenue
par le savant professeur d'Iéna.

Si nous examinons une monère, par exemple, c'est-
à-dire un organisme uniquement composé d'une masse
vivante de protoplasma, et si nous la comparons à un
cristal, quelle différence essentielle existe-t-il entre
eux? Nous avons là deux corps homogènes, nous sup-
poserons que l'un est composé de silicium et d'oxygène
(quartz), l'autre renfermera principalement du carbone,
de l'oxygène, de l'hydrogène et de l'azote. Le premier
ne peut s'accroître que par juxtaposition de nouvelles
molécules à sa surface, il n'est pas doué de la propriété de
se mouvoir et de se reproduire. Le second s'accroît par

nutrition, ce qui veut dire par la transformation de substances qui contiennent les éléments inorganiques primitifs dont il est formé. En outre, il sent, il réagit et se reproduit par scissiparité, les différentes parties pouvant augmenter de volume séparément par l'élaboration de sucs nutriciers.

Si nous considérons une molécule de ce corps organisé, ce qui la différenciera d'une molécule de cristal, abstraction faite de la composition chimique et du groupement atomique, c'est un mouvemeut que l'autre ne possède pas et qui lui permet de s'approcher ou de s'éloigner de ses voisines.

Le mouvement total, visible, n'est que la somme ou le produit de ces déplacements primitifs. Ces molécules vivantes, Hæckel les appelle avec Elsberg des « plastidules ». Il nomme périgénèse, la cause première du processus biogénétique, c'est-à-dire le mouvement ondulatoire, rhythmique des dernières particules vivantes.

Citons encore deux passages du livre de ce savant, qui résument en quelque sorte sa théorie :

« Par l'hypothèse d'un mouvement ondulatoire rami-
« fié, et se propageant sans interruption, des plasti-
« dules, considéré comme la cause efficiente du pro-
« cessus biogénétique, nous voyons la possibilité de
« ramener l'infinie complexité de celui-ci au mouve-
« ment mécanique des atomes, lesquels sont ici,
« comme dans tous les phénomènes de la nature inor-
« ganique, soumis aux lois physico-chimiques. En don-
« nant le nom de périgénèse à ce mouvement ondula-
« toire et ramifié des plastidules, nous voulons expri-
« mer la propriété caractéristique qui distingue ce mou-

« vement, en tant que *ramifié*, des autres processus
« rhythmiques analogues. Cette propriété repose sur la
« force de reproduction des plastidules, et cette force
« est déterminée par la composition atomique spéciale
« des plastidules. Or, cette force reproductrice, qui
« rend seule possible la reproduction des plastides, est
« synonyme de mémoire des plastidules. »

Et plus loin : « L'hérédité est la mémoire des plasti-
« dules; la variabilité est la réceptivité des plastidules.
« La première produit la stabilité, la seconde la variété
« des formes organisées. Dans les formes très simples
« et très constantes, les plastidules n'ont, si j'ose le
« dire, « rien appris ni rien oublié ». Dans les formes
« organiques très développées et très variables, les
« plastidules ont « beaucoup appris et beaucoup
« oublié ».

Du reste, bien des savants ont cherché l'explication
du mécanisme mental dans des théories vibratoires.
Déjà Hartley, un disciple de Locke, avait émis, en 1749,
une opinion de ce genre, et cela à la plus grande satisfaction de l'illustre Newton. De nos jours, Herbert
Spencer, avec un esprit synthétique des plus corrects,
analyse, dans ses *Principes de Psychologie*, les conditions
essentielles pour le fonctionnement du système nerveux et parle d'ondulations. Mais aucun n'a procédé,
comme Hæckel, du simple au composé, en s'appuyant
sur les lois du transformisme, et c'est là ce qui fait la
gloire et la valeur incontestable de son *Essai de psychologie cellulaire*, qui permet d'interpréter d'une façon
très plausible la physiologie primordiale des centres
nerveux.

Cette hypothèse est en tout conforme aux théories

modernes de la physique et de la chimie ; elle s'appuie en outre sur un principe de mécanique générale, à savoir : la conservation et la communication du mouvement.

Elle confirme, d'autre part, les doctrines du professeur Schiff, sur la transmission de la moelle. Nous l'admettons comme base physiologique, et nous allons revenir à la pathologie.

Il est hors de doute que c'est dans le système nerveux central et principalement dans le cerveau que nous devons rechercher les causes de l'hystérie. Or, les cellules nerveuses sont les éléments les plus nobles de l'économie, ce sont les travailleurs intellectuels de la grande république cellulaire qui constitue l'être humain, ceux qui, par suite des différenciations successives, sont arrivés aux plus hautes fonctions. C'est là aussi que la matière a atteint ce degré de perfection incroyable, qu'on lui refuse souvent parce qu'il dépasse notre compréhension plus que partout ailleurs. Et pourtant, nous ne comprenons pas mieux la vie d'un amibe que le fonctionnement d'une cellule cérébrale. Comment s'est produite la première vibration plastidulaire ? La réponse révélerait le grand secret du processus vital. Ces unités pensantes, par suite du rôle supérieur qui leur est dévolu, sont devenues plus délicates que toutes les autres ; il suffit d'une cause minime pour les troubler. Le chronomètre le plus exact n'est-il pas plus susceptible de se déranger qu'une montre grossière de métal blanc ? Les vibrations des plastidules doivent avoir atteint chez elles une complexité énorme, et la moindre différence quantitative ou qualitative de leurs ondulations aura comme conséquence des perturbations considérables.

Le rhythme anormal de ces mouvements plastidulaires dans les différents territoires de l'encéphale, peut expliquer, croyons-nous, les phénomènes multiples de l'hystérie qui, d'après Sydenham, sont aussi variables que les formes du protée et les couleurs du caméléon.

Examinons d'abord le mécanisme de cette physiologie morbide, nous en étudierons ensuite les causes.

Si nous prenons une cellule auditive et une autre du centre de la vision, nous n'y trouverons guère de différence morphologique avec le microscope à immersion le plus parfait, et en réalité, quel abîme les sépare fonctionnellement ? C'est le rhythme vibratoire de leurs plastidules qui donne à chacune leur originalité et leur sensibilité spéciale. Que ces vibrations, par suite d'une circonstance quelconque (étiologie), viennent à être supprimées dans une certaine mesure, nous aurons la surdité et l'amaurose. Si elles sont changées dans leur forme, nous pouvons concevoir qu'une onde lumineuse qui, normalement, produit l'impression du bleu, ne soit pas perçue nettement ou soit prise pour une autre couleur, de là, dyschromatopsie. On comprend parfaitement l'achromatopsie partielle ou générale, si l'on songe que la sensation des couleurs n'est que le fait d'une association particulière de l'ondulation d'un rayon de lumière au mouvement des plastidules. Suivant que tel ou tel département du cerveau sera affecté, les symptômes changeront, mais ce sont toujours les ondulations plastidulaires qui devront être inculpées. C'est pour cela qu'un phénomène primordial, partout identique dans son essence, aura comme conséquence des effets si variés, troubles psychiques, anesthésies, analgésies, contractures, convulsions, paralysies, etc.

Cette première notion nous permet donc de concevoir la multiplicité des symptômes, elle nous explique aussi leurs particularités. Nous savons qu'un des caractères les plus saillants des manifestations de l'hystérie, consiste dans leur spontanéité apparente, ou plutôt, dans la soudaineté de leur apparition et de leur disparition, cela souvent d'une façon durable. Une lésion matérielle ne pourrait pas concorder avec ces faits, tandis qu'une anomalie vibratoire peut se produire sans transition, subitement.

La vie psychique est une suite d'actions réflexes qui partent des sens et ont pour résultat des effets variables suivant le degré de perfection des centres de réflexion. Un musicien, par exemple, éprouve une impression beaucoup plus désagréable en entendant une note fausse qu'un autre individu. Certains sons discordants et stridents nous font grincer des dents; l'impression dans ce cas est assez vive pour se réfléchir sur les centres moteurs. Une personne en puissance de diathèse hystérique pourra éprouver un phénomène analogue ou même exagéré à l'audition du tic-tac d'une pendule, parce que chez elle, ce simple bruit aura comme conséquence des vibrations plastidulaires qui ne sont possibles chez l'homme normal que par une excitation plus forte. C'est ainsi que la vue d'un objet insignifiant peut amener une attaque d'hystérie, l'impression visuelle ayant passé sans doute auparavant dans des centres d'idéation déjà hyperexcitables. Une odeur forte produira la crise dans certains cas, par un mécanisme analogue.

Les hystériques présentent fréquemment à la surface du tégument externe, ou même plus profondément, des zones d'hyperesthésie qui, chez bien des sujets, sont à la fois des points hystérogènes, c'est-à-dire dont la compression peut provoquer une attaque plus ou moins complète. Nous avons affaire ici à un phénomène semblable au précédent. Le petit groupe de cellules sensitives, où viennent aboutir les tubes nerveux de la région extra-sensible, est composé de plastidules qui vibrent sous l'influence d'une cause minime, comme elles le feraient normalement à la suite d'une vive irritation. De là, l'ondulation se propage à d'autres territoires moteurs dont la réceptivité est augmentée, et l'attaque s'en suit.

Nous trouvons une nouvelle preuve dont la valeur nous paraît réelle pour appuyer notre hypothèse des ondulations dans le fait suivant : Les points hystérogènes, qu'ils soient hyperesthésiques ou non, sont en général des points d'arrêt, c'est-à-dire que leur compression pendant la crise aura pour résultat immédiat de la faire cesser, ou de l'enrayer si elle n'est qu'au début. Ce fait incontestable d'observation clinique, qui paraît au premier abord très paradoxal, s'explique fort naturellement. Supposons que nous ayons volontairement provoqué une attaque ; les vibrations des plastidules se sont communiquées de proche en proche aux centres moteurs qui sont actuellement hyperexcités. Le mouvement ondulatoire n'ayant passé que transitoirement par les centres sensibles, ceux-ci sont revenus au repos. Nous les irritons de nouveau en comprimant le point hystérogène, la même succession d'ondes nerveuses se produit et arrive en dernier ressort aux centres moteurs ; mais ici, les vibrations plastidulaires sont en pleine activité. Que va-t-il en résulter ? Un phénomène d'interférence. En effet, pendant toute la durée de l'attaque convulsive, le mouvement vibratoire exagéré siège dans les cellules motrices, et c'est de là qu'il peut rayonner dans d'autres territoires, d'une façon centrifuge, pour produire les phases subséquentes de l'attaque type. Nous provoquons par l'attouchement de la zone hystérogène un mouvement plastidulaire centripète. Puisqu'il a la même intensité que le premier mouvement, il n'est pas étonnant qu'il soit capable de le réduire à néant en arrivant en sens contraire. Donc, comme résultat final, cessation des symptômes et calme consécutif. Nous avons ici un phénomène en tous points identique à celui qui est démontré scientifiquement pour les ondes lumineuses, à savoir : que deux rayons de lumière peuvent, dans certaines conditions, s'annihiler et laisser en leur lieu et place régner l'obscurité.

Basé sur notre théorie, nous aurions pu conclure *a priori* que c'étaient surtout les points hystérogènes qui étaient susceptibles d'amener un arrêt, si toutefois il est possible. C'est par eux, en effet, que l'on fera naître le plus facilement un mouvement ondulatoire inverse et d'une intensité suffisante. Ce n'est cependant pas la seule voie admissible et existante, puisque toute vibration énergique venant de la périphérie vers le centre peut aboutir à la disparition des symptômes. C'est de la sorte que, chez certains malades, un commandement sévère peut couper court à la crise, surtout chez ceux où les hallucinations de l'ouïe dominent et qui sont susceptibles d'avoir une hyperacuité auditive. Le phénomène dans ce cas est dû à l'action réflexe du centre de l'audition ; il s'agit encore d'un mouvement rhythmique centripète.

Burcq a le premier reconnu que le contact de certains

métaux pouvait ramener la sensibilité dans une partie anesthésiée, mais que, d'autre part, le choix du corps métallique n'était pas indifférent. Telle analgésie qui cède à l'or sera rebelle au cuivre. L'action thérapeutique n'est pas due, par conséquent, au courant électrique qui naît en pareil cas, car alors les métaux les plus attaquables, le zinc, le cuivre, etc., devraient toujours avoir le maximum d'effet. C'est bien le métal par lui-même, par ses propriétés physiques, qui agit, autrement dit, par ses vibrations et son groupement moléculaires spéciaux. Nous ne prétendons pas pouvoir mieux trouver deux hystériques absolument identiques, que deux êtres psychiquement semblables. Le névropathe garde toujours son cachet d'originalité individuelle, conséquence d'un mode vibratoire plastidulaire qui lui est propre, et déterminant le métal qui lui est applicable.

L'aimant même, qui présente un mouvement moléculaire d'une grande intensité, reste dans certains cas inefficace ; le courant électrique aussi. L'hypothèse émise par M. Debove pour expliquer le phénomène du transfert cadre parfaitement avec notre théorie vibratoire.

En admettant notre hypothèse de vibrations anormales, nous nous sommes efforcé jusqu'à présent de faire voir qu'il est possible d'expliquer d'une façon logique, les particularités qui imposent l'hystérie comme entité morbide.

Nous avons procédé par suppositions, émettant l'opinion que dans certains groupes cellulaires, les plastidules avaient modifié leur rhythme physiologique. Cherchons maintenant la cause efficiente de cette anomalie, en nous appuyant toujours sur la périgénèse ;

c'est en quelque sorte l'étiologie théorique, qui, elle aussi, doit concorder avec les faits cliniques.

Les deux grands éléments de variabilité des mouvements plastidulaires sont, nous l'avons vu, l'hérédité et l'adaptation. Ce sont eux, par conséquent, qui doivent engendrer la névrose que nous étudions. L'hérédité, par suite de la sélection naturelle ou plutôt souvent artificielle mais involontaire, inconsciente, du mariage social, doit entrer en première ligne. Les descendants d'un couple nerveux, chez lequel les ondulations des plastidules avaient déjà une forme pathologique, doivent être évidemment fort prédisposés à la maladie, puisque ces mouvements morbides se conservent et peuvent se surajouter les uns aux autres.

Ce sont des névropathes en puissance, chez lesquels une cause banale suffira pour faire éclater les désordres ; cette cause, c'est la capsule qui fait sauter une caisse de dynamite.

M. Ch. Féré, dans *La famille névropathique*, s'inspirant des idées de M. Charcot, dit que l'hérédité a besoin d'être accumulée, capitalisée en quelque sorte, avant de se montrer sous une forme nettement caractérisée. Cette capitalisation, nous la comprenons par la conservation des mouvements et leurs combinaisons entre eux. Elle nous explique la difficulté souvent énorme et quelquefois insurmontable de trouver les antécédents héréditaires, chez des parents où elle n'avait pas encore atteint le degré nécessaire pour se manifester hautement. Nous verrons au chapitre suivant que les faits sont entièrement d'accord avec la théorie. L'adaptation comme cause de variabilité se présente sous des caractères plus complexes ; elle dépend d'une foule de circonstances qui deviennent alors des causes prédisposantes plus ou moins sérieuses. L'individu doit s'adapter aux conditions des milieux dans lesquels il se trouve; or, l'individu, ici, c'est la cellule nerveuse. Par conséquent, toutes les maladies générales de l'organisme, telles que : l'anémie, la chlorose, la goutte, le rhumatisme, la tuberculose, modifiant la nutrition dans son ensemble, aussi bien celle des centres nerveux que des autres organes, changent la composition originelle des plastidules et par suite leur mouvement rhythmique qui est en relation immédiate avec elle.

En résumé, nous devons admettre que : la névrose hystérique est une modification pathologique des vibrations plastidulaires des cellules du système nerveux central, qu'elle est soumise comme elles aux lois générales du Darwinisme, et que conséquemment elle lutte pour l'existence par tous les moyens qui sont en son pouvoir.

La découverte de la cellule dans les végétaux par Schleiden, étendue bientôt au règne animal par Schwann, nous firent voir les êtres vivants sous un aspect nouveau.

Virchow, fondant alors la pathologie cellulaire, démontra que la plupart des maladies ne sont que la résultante des lésions de ces foyers de vie, c'est ainsi qu'il dénomma les cellules, ou de leur accroissement anormal.

Hæckel, par son hypothèse de génie sur la périgénèse des plastidules, nous permet de pénétrer dans les secrets intimes des microorganismes, et, dans l'ordre pathologique, de concevoir les névroses sous un jour nouveau. Comme conclusion, nous dirons que la cause morbide de l'hystérie appartient à la « physio-pathologie plastidulaire ».

CHAPITRE II

ÉTIOLOGIE

L'étude rationnelle de l'étiologie doit se baser sur un grand nombre d'observations examinées consciencieusement, car les faits sont la première et la principale richesse du pathologiste. Ce sont des matériaux qu'il amassera peu à peu, leur conservant leur forme la plus simple, tout en les contrôlant avec une rigueur scrupuleuse. Il se procure ainsi des éléments solides et sérieux qui pourront servir de base à un édifice durable.

L'observateur doit se garder des idées préconçues qui l'exposent à dénaturer les faits pour les loger dans un cadre préparé à l'avance, et qui ne saurait avoir la forme ni les dimensions voulues. Il s'engage ainsi dans une voie funeste, celle qui fit méconnaître pendant plus de deux siècles après Ch. Lepois, l'existence de l'hystérie masculine.

Aujourd'hui, l'hystérie chez l'homme ne peut plus être considérée comme une rareté pathologique, et le nombre des cas publiés dans la science est certes fort respectable.

Nous avons compulsé la littérature médicale des différents pays, et nous avons réuni 209 observations. Il serait aussi long que fastidieux de les retracer ici, même dans leurs caractères principaux, et nous nous bornons à donner les indications bibliographiques nécessaires pour retrouver au besoin telle ou telle d'entre elles, qui pourrait présenter un intérêt spécial. Nous avons étudié en outre à la Salpêtrière, dans le service de M. Charcot, un certain nombre de malades dont l'histoire est inédite, et que nous publions dans ce travail avec les développements qu'ils comportent.

Tels sont les éléments fondamentaux de notre statistique étiologique. Malheureusement, la qualité des observations est loin d'être aussi satisfaisante que leur quantité ; bon nombre d'entre elles, sans laisser de doute sur l'exactitude du diagnostic, sont incomplètes sous d'autres rapports ; nous aurons soin de tenir compte de cette cause d'erreur. Nous n'ignorons point que les chiffres n'ont pas toujours, en pareille matière, leur valeur mathématique, que les résultats sont sujets à caution. Nous désirons toutefois faire remarquer que nous ne cherchons nullement, dans ce chapitre, à défendre ou à faire prévaloir des intérêts personnels, à soutenir, de parti pris, des opinions qui nous sont chères, nous laissons simplement parler les faits. Ceux-ci sont de provenances absolument hétérogènes, ils ont été recueillis par des cliniciens très différents, à diverses époques, sous les latitudes les plus variées, et n'ont par conséquent aucune tendance spéciale vers un but déterminé.

Ceci dit, nous diviserons cette étude en deux parties :

1º *Causes prédisposantes*.
2º *Causes déterminantes*.

CAUSES PRÉDISPOSANTES

Influence de l'hérédité.

Hérédité névropathique. — M. Charcot, dans ses leçons, insiste tout particulièrement sur l'influence immédiate, incontestable, inéluctable, de l'état de santé des parents sur leurs descendants, en tant qu'il s'agit d'affections nerveuses. Nous avons déjà émis quelques considérations d'ordre théorique sur l'hérédité, dans le chapitre sur la physiologie pathologique, ce sont maintenant les faits que nous envisagerons et que nous commenterons.

Sur un total de 218 cas, y compris les 9 observations publiées dans ce travail, les antécédents nerveux héréditaires ne sont mentionnés que 100 fois. C'est sur ce dernier nombre que porteront nos recherches actuelles, les autres cas étant éliminés d'eux-mêmes par leur défaut d'exactitude. Il est regrettable de voir cette grave question si fréquemment passée sous silence.

L'hérédité pathologique a été constatée 77 fois, et n'a pu être démontrée dans les 23 autres cas. Le calcul est tout à fait d'après ces données, et nous admettrons que 77 pour cent des hystériques mâles sont issus de souches névropathiques sur lesquelles il ne saurait planer aucun doute. Voilà la vue d'ensemble sur cette importante question que nous allons approfondir le mieux possible.

Nous avons formulé l'opinion que l'hystérie ne doit pas être considérée comme une entité morbide venant se greffer sur un individu, avec des allures indépendantes des lois qui président à la formation et au fonctionnement des cellules nerveuses. Or, nous savons que les organes, leurs fonctions et leurs anomalies se reproduisent suivant certaines lois d'hérédité, qui ont été nettement énoncées par l'illustre Darwin et qu'il a classées comme suit :

1° Loi de l'hérédité directe et immédiate;

2° Loi de prépondérance dans la transmission des caractères;

3° Loi de l'hérédité en retour ou médiate, atavisme;

4° Loi de l'hérédité aux périodes correspondantes de la vie.

Puisque nous sommes en présence d'une anomalie, d'un trouble fonctionnels, nous allons essayer de nous rendre compte de la part qu'il convient d'attribuer à chacune de ces lois, pour leur conservation chez les descendants de parents névropathes.

Loi de l'hérédité directe et immédiate. — L'acte de la génération exigeant le concours des deux sexes, le produit sera mixte, puisqu'il tiendra à la fois des qualités du père et de celles de la mère. Toutefois, l'être procréé n'est que rarement, sinon jamais, la moyenne arithmétique des qualités paternelles et maternelles, que celles-ci soient physiologiques ou morbides. Si ce partage à doses égales était la règle, les maladies et les particularités de famille devraient s'éteindre en se divisant de plus en plus, ce qui n'est pas.

Des circonstances nombreuses entrent en jeu pour faire prévaloir l'un des parents, et l'état de santé est l'une des principales. Malheureusement ce n'est pas toujours l'individu sain qui prédomine, bien au contraire, car dans la grande majorité des cas morbides, la transmission s'effectue chez l'enfant alors que l'un seul de ses deux auteurs est malade. Il semble que sous ce rapport, les états pathologiques priment les états physiologiques, et que, par suite, l'hérédité soit encore plus implacable pour perpétuer les types morbides que pour conserver les caractères normaux.

Les 77 malades prédisposés héréditairement que nous avons cités, sont issus de 75 familles différentes. Deux fois nous sommes en présence de frères devenus hystériques simultanément ou à court intervalle. L'hérédité est directe dans 56 cas, c'est-à-dire que l'un ou l'autre des parents, ou bien les deux, avaient une tare nerveuse.

C'est donc sous la forme héréditaire la plus simple et la plus commune, par transmission immédiate aux descendants, que la névrose se propage le plus souvent.

Loi de prépondérance dans la transmission des caractères. — Dans le cas actuel, il est intéressant de savoir qui, du père ou de la mère, a la principale influence sur la production de la prédisposition chez l'enfant. C'est le seul examen des faits qui pourra résoudre la question.

Sur les 56 cas d'hérédité directe précités, la mère seule était hystérique ou nerveuse 35 fois. Le père et la mère avaient, chacun de leur côté, des troubles nerveux dans 12 cas, et dans les 9 restant, le père paraît seul avoir présenté des antécédents névropathiques.

L'influence prépondérante de la mère est mise en lumière avec une grande évidence par ces chiffres qui sont dans le rapport de 4 à 1 environ. Il s'agit donc surtout ici d'*hérédité croisée*. Les physiologistes, les psychologues

et les pathologistes qui ont étudié la question de l'hérédité, sont loin d'être d'accord sur la prépondérance
d'un sexe sur les descendants de sexe du même nom
ou sur celui de nom contraire. Nous estimons, d'après
les faits que nous avons sous les yeux, qu'en pathologie
du moins, cette question ne peut guère être résolue
d'une façon si générale.

Nous nous garderons bien de conclure que l'hérédité
croisée est la règle pour l'hystérie, car les auteurs qui
se sont occupés de cette maladie chez la femme, où sa
fréquence est bien supérieure, sont arrivés à des résultats contraires aux nôtres à ce point de vue. C'est
encore la mère qui le plus souvent est nerveuse. De là,
nous inférons qu'avant tout c'est la nature de la maladie
qui détermine sa transmissibilité. Certains caractères
normaux sont peut-être plus généralement légués à la
fille par le père et au fils par la mère, mais, dès que
l'élément morbide intervient, cette règle ne se vérifie
plus. Du reste, tout ce domaine est encore actuellement
couvert d'un voile épais. L'hystérie étant beaucoup plus
commune chez la femme que chez l'homme, c'est elle
qui, dans la majeure partie des cas, la perpétuera dans
sa famille, mais ce n'est qu'une question de fréquence,
car le père peut jouer aussi le même rôle vis-à-vis de
ses enfants.

Considérées dans leur ensemble, les maladies nerveuses et les névroses en particulier, peuvent être
transmises telles quelles, comme même espèce morbide,
ou changer de forme en passant d'une génération à une
autre. C'est ce que l'on entend sous les noms d'*homo-
logie* ou de *similitude* et d'*hétérologie* ou de *métamor-
phoses héréditaires*.

A ce sujet, voici comment se répartissent les antécédents des 35 malades pour lesquels l'hérédité maternelle seule paraît devoir être invoquée :

16 mères hystériques.

17 mères impressionnables, névralgiques ou migraineuses.

2 mères épileptiques.

L'hérédité de métamorphose se manifeste dans 19 cas et celle de similitude dans 16, près de la moitié.

Sur les 12 fois où le père et la mère sont inculpés ensemble, nous trouvons : 3 mères hystériques et les autres nerveuses, atteintes de tics, de torticolis spasmodiques, de chorée. Les pères sont impressionnables, choréiques, épileptiques, aliénés. Dans les trois combinaisons suivantes :

Mère hystérique — père choréique,

Mère hystérique — père aliéné,

Mère hystérique — père névropathe et rhumatisant,

il est au moins simple et rationnel d'admettre qu'il s'agit d'hérédité homologue, l'état du père ayant sans doute aidé au développement de la névrose.

Sur les 9 cas où l'élément paternel entre seul en ligne, nous constatons les mêmes maladies que plus haut, et deux fois on signale des affections convulsives, sans détermination plus exacte.

Les hommes atteints d'hystérie, dont nous avons recueilli les observations, sont pour la plupart trop jeunes pour être eux-mêmes pères d'enfants ayant l'âge où la névrose se manifeste dans la règle. Aussi n'avons-nous rien aperçu dans les auteurs qui puisse nous guider sous ce rapport.

Notre observation IV est très intéressante à ce point de vue ; nous y suivons la filiation des cas dans 3 générations. Le père de Rig... eut, à l'âge de 33 ans, des attaques de nerfs à la suite de contrariétés et de pertes d'argent. Ces convulsions ont continué pendant 11 ans. Rig..., qui n'est devenu manifestement hystérique qu'à l'âge de 41 ans, s'est marié à 28 ans. Il a seulement 5 enfants vivants sur 9, deux garçons et trois filles ; parmi celles-ci, deux sont hystéro-épileptiques. Dans la branche maternelle, nous trouvons un grand-oncle épileptique, mais la mère ne présentait pas d'accidents nerveux. Selon toute vraisemblance, et pour ne pas chercher de complications dans des faits qui s'enchaînent si naturellement, la névrose s'est transmise ici par voie séminale ; l'hérédité a été homologue la première fois et se montre croisée la seconde, pour le moment du moins, car les fils de Rig..., ont encore de la marge pour suivre son exemple.

Loi de l'hérédité en retour ou médiate, atavisme. — Les cas d'atavisme que nous aurons à citer sont fort rares, mais ils n'en méritent pas moins toute notre attention.

L'hérédité en retour n'est qu'une exception à la règle, exception bien remarquable et qui, plus que partout ailleurs, en est la confirmation éclatante. Elle nous montre la ténacité et le caractère implacable de l'hérédité, qui reprend ses droits momentanément perdus. Nous n'avons pas la prétention de démontrer l'influence de l'atavisme morbide avec un matériel aussi restreint que le nôtre. Nous admettons sa puissance comme indéniable dans le domaine physiologique, et partant de là nous marchons. Nous espérons avoir prouvé que l'hérédité immédiate est de toute évidence dans l'étiologie de l'hystérie ; or, ceci étant admis, l'atavisme devient un corollaire nécessaire de la loi générale, car partout où l'hérédité règne en maîtresse, ses conséquences secondaires peuvent et doivent se montrer. Nous n'avons que trois cas à signaler sur un total de cent. On pourrait les attribuer au hasard, mais cette explication serait bannie de la science le jour où cet inconnu n'existerait plus. Il est plus logique de rattacher ces faits à la grande loi darwinienne. Dans un premier cas, rapporté par M. Charcot, un oncle du malade était mélancolique, les parents ne présentaient rien d'anormal en apparence. Le second malade avait une tante idiote, son père était, il est vrai, alcoolique (Lecocq). Pour le troisième, nous trouvons une cousine épileptique (Billod). Nous constatons donc, chez les collatéraux de ces divers sujets, un état névropathique bien net, qui nous permet de supposer que la souche primitive, qui a donné naissance à ces deux branches de la famille, n'était pas indemne d'accidents nerveux. Ceux-ci ont sauté une génération avant de se produire d'une façon précise, ils sont restés chez les parents dans un état latent, inexplicable, invisible, mais n'ont pas disparu à tout jamais. Lorsque l'on voit, par exemple, plusieurs enfants issus de parents en bonne santé apparente devenir successivement névropathes, ce serait une faute, selon nous, d'admettre une coïncidence purement fortuite, et le calcul des probabilités vient à l'appui de cette assertion. Il faut remonter plus haut dans l'échelle généalogique pour apercevoir les traces d'affections nerveuses, qui se sont dérobées à un examen superficiel. Ces faits font ressortir les difficultés souvent insurmontables qui surgissent dans la recherche des antécédents de famille. Bon nombre de malades sont incapables de donner des indications sur leurs grands-parents directs et ignorent, à plus forte raison, les affections de leurs collatéraux. En considérant l'hérédité avec cette largeur de vue dont on aurait tort de se départir, on arrive à la conviction que les cas sont fort rares où l'on peut affirmer avec certitude que son influence n'existe pas.

Loi de l'hérédité aux périodes correspondantes de la vie. — Cette loi, qui se vérifie si souvent dans la pathologie, met en relief sous des traits bien saisissants la puissance inexorable et l'inévitable fatalité de l'hérédité. Elle nous prouve, d'un autre côté, le peu de valeur que l'on doit accorder aux causes déterminantes.

Prenons un exemple frappant : le cancer. On a nié son caractère héréditaire, parce qu'on ne le comprenait pas et que, par suite, on le déclarait impossible. En partant de l'idée, qu'il s'agit d'une simple inclusion épithéliale anormale chez le fœtus, on a peine à comprendre le rôle de l'hérédité sur un germe embryonnaire qui ne se développe que dans l'âge sénile. Nous avons, au contraire, un fait caractéristique d'hérédité homochrone dans cette maladie, et cette circonstance particulière du développement de la tumeur dans la vieillesse montre bien la futilité du traumatisme ou de l'irritation, dans sa production. L'homochronie parle hautement en faveur de l'hérédité qui, non seulement transmet le principe morbide, mais encore détermine l'époque de l'apparition des phénomènes. L'hérédité nerveuse est riche en cas d'homochronie; examinons l'hystérie sous ce rapport.

Si nous reprenons les **77** cas d'hystérie masculine héréditaire déjà mentionnés, pour tenir compte de l'âge

des malades par rapport à la fréquence de la névrose,
nous obtenons, en les classant par séries de 10 années,
le tableau suivant :

De 0 à 10 ans — 5 cas.
    10 à 20 » — 35 »
    20 à 30 » — 27 »
    30 à 40 » — 6 »
    40 à 50 » — 2 »
    50 à 60 » — 2 »

Ces chiffres nous démontrent que chez les sujets où
l'influence de l'hérédité a été manifestement établie, la
névrose a débuté le plus fréquemment entre 10 et 20 ans.
Or, M. Briquet est arrivé exactement aux mêmes conclusions chez les femmes. Faut-il voir là une influence du
développement des organes génitaux à cette période de
la vie ? Nous estimons que l'homochronie, dans une
maladie aussi franchement transmissible de la mère au
fils, ne doit pas être étrangère à cette coïncidence. Il
est nécessaire, en outre, de faire remarquer que le
nombre de 35 comparé à celui de 27 est plutôt trop
faible, car l'hystérie chez les jeunes garçons est connue
depuis moins longtemps que chez les adultes, et tous
les anciens cas ont été observés chez ces derniers.

Pour avoir des renseignements plus exacts sur l'apparition de l'hystérie chez l'homme aux périodes correspondantes de la vie, il faudrait suivre la filiation des
cas dans plusieurs familles, surtout de ceux qui ont
apparu en dehors de la règle. On jugerait ainsi de
l'influence probable de l'homochronie. La littérature
est muette à cet égard, mais notre observation IV est
curieuse à étudier dans ce sens.

Lorsque Rig... est né, son père, âgé de 32 ans, n'avait pas encore eu de crises nerveuses, celles-ci commencèrent un an plus tard et ne cessèrent que dans sa 44me année ; mais il était évidemment névropathe en puissance, puisqu'il a transmis la névrose à son fils. Ce dernier a toujours été peureux et émotif ; il avait des accès de somnambulisme pendant son adolescence ; pourtant, l'hystéro-épilepsie vraiment nette et franche n'a débuté que lorsqu'il eut atteint l'âge de 41 ans. Les causes déterminantes n'avaient certes pas manqué à Rig... avant cette époque. Nous citerons tout particulièrement le rhumatisme articulaire aigu, auquel on attache une si grande importance dans l'étiologie des névroses, qui retint, à deux reprises différentes, ce malade pendant longtemps au lit. La première fois, il resta trois mois alité et la seconde six mois. Malgré cela, le cortége symptomatique complet de l'hysteria major ne fit sa première apparition, à la suite d'une émotion, que dans la même période de la vie où son père avait été pris de convulsions. Il n'est pas impossible que l'homochronie ait son mot à dire dans cette circonstance, qui paraît au premier abord absolument fortuite.

Il est juste d'ajouter que deux de ses filles sont actuellement hystériques et n'ont pas attendu cette longue échéance pour manifester leur maladie. Elles ont cependant été conçues avant le début des attaques de leur père, qui leur a légué la névrose avant d'en être atteint visiblement. Il reste à savoir si les garçons, qui sont indemnes jusqu'à présent, ne paieront pas vers leur 40me année un tribut à la névrose. Nous ne sommes pas disposé à attendre cette époque pour conclure, et nous exposons simplement le fait. D'autre part, la branche maternelle de ces enfants, n'étant pas exempte de troubles nerveux, peut avoir modifié l'homochronie. Notons encore que les fils de Rig... sont des dégénérés qui ne jouissent pas d'une intelligence bien vive.

L'observation de fausse phthisie de M. Mossé, nous paraît mériter quelque attention sous le rapport de l'homochronie. Il s'agit d'un jeune homme de 23 ans, vigoureux, bien musclé, au thorax largement développé, qui fut pris subitement d'hémoptysies abondantes, dont la nature hystérique n'est pas douteuse. Or, le père de ce malade, qui est très bien portant, dit avoir eu lui aussi, des hémoptysies vers l'âge de 20 ans ; son état actuel de santé ne permet pas de les considérer comme liées à la tuberculose.

Le rapprochement de ces deux cas nous a semblé digne d'intérêt en ce qui concerne l'hérédité aux périodes correspondantes de la vie.

Hérédité pathologique générale dans ses rapports avec l'hystérie masculine.

Cette étude complète est trop vaste pour que nous puissions même songer à l'approfondir. De nombreuses monographies ont été publiées sur les liens qui unissent chaque diathèse plus ou moins intimement au nervosisme ; on les consultera avec profit. Toutefois, une chose nous paraît avant tout digne de remarque, c'est l'importance exagérée que l'on accorde souvent aux affections constitutionnelles non névropathiques, alors que l'on néglige de rechercher l'élément morbide nerveux avec le soin minutieux dont nous avons parlé.

On se contente très fréquemment d'un examen superficiel, tel que celui-ci : père alcoolique et fils hystérique, donc transformation de l'alcoolisme en névrose chez l'enfant. Il est nécessaire de scruter l'étiologie plus à fond et plus loin avant de se prononcer par [l'affirmative. Il est évident que toutes les maladies diathésiques retentissant sur l'organisme en général et débilitant les sujets qui en sont affectés, peuvent avoir une influence pernicieuse sur le système nerveux de leurs descendants. C'est une loi de déchéance totale de l'économie qui n'en respecte aucune partie. A ce titre, nous trouvons des tuberculeux, des rhumatisants, des goutteux et des alcooliques dans les parents des hystériques. Mais, dans la plupart de ces cas, la diathèse est primitivement transmise comme telle et les troubles nerveux sont consécutifs.

De véritables transformations sont rares et douteuses.

L'arthritisme paraît devoir occuper le premier rang de fréquence et d'importance dans la production des névropathies. M. Mossé, dans un mémoire fort intéressant, cite un cas d'hérédité goutteuse chez un jeune garçon de 10 ans et demi. Il émet l'opinion que la névrose, chez cet enfant, n'est qu'une forme larvée de la goutte, une variété viscérale fonctionnelle. Cette interprétation donne à réfléchir.

M. Charcot, dans ses *Leçons cliniques sur les maladies des vieillards*, dit que la première période de la diathèse urique peut, chez les femmes, se compliquer d'accidents hystériformes. Il n'y a pas de doute que la goutte agisse directement sur le système nerveux, et les individus qui en sont atteints deviennent presque toujours irritables et impressionnables. Or, ces phénomènes peuvent acquérir chez quelques malades une certaine intensité. Ce premier degré de nervosisme pourra probablement se transmettre alors des parents aux enfants, en

s'aggravant même, et prédisposer ces derniers à l'hystérie, surtout s'il y a, dans la branche non goutteuse
de la famille, quelque tendance vers les troubles nerveux.
C'est ce qu'il importe de bien noter. L'hérédité homochrone est manifeste pour la goutte, et la diathèse urique, même larvée, ne se montre pas chez les enfants.
Une pareille forme fonctionnelle nous semble peu probable chez un jeune garçon.

M. Mossé dit que l'on n'a pas réservé à la goutte la
place qu'elle mérite d'occuper dans l'étiologie de l'hystérie pour les deux raisons suivantes : 1° « L'importance
accordée à l'existence du nervosisme ou de l'irritabilité
signalée chez les ascendants sans qu'on ait cherché à
spécifier la nature ou l'origine de ce nervosisme. »
2° « La rareté relative de la goutte, en tant que goutte
articulaire aiguë franche chez la femme, opposée chez
elle à la fréquence de l'hystérie. »

Or, si la goutte engendre des névropathies qui deviennent héréditaires comme telles, celles-ci ne peuvent plus
être considérées comme simplement goutteuses, et il
faut admettre avec M. Féré qu'il s'agit d'*états de dégéné-
rescence*. Quant au second point, si l'on regarde la diathèse urique comme produisant chez l'homme des manifestations articulaires, et chez la femme l'hystérie, on
se trouve en désaccord complet avec les résultats obte-
nus par M. Briquet, à savoir : que l'hystérie féminine
est plus fréquente dans les classes pauvres que dans
les classes aisées. La goutte, au contraire, est une
maladie du riche, et ses formes larvées ne devraient
pas exister chez les misérables.

M. Bernutz ne mentionne pas la goutte parmi les circonstances étiologiques de l'hystérie, et pourtant le seul

cas observé par lui personnellement est celui d'un étudiant dont le père était goutteux et la mère hystérique. En pareille occurrence, en effet, le rôle de la diathèse urique s'efface et ne peut guère être invoqué avec certitude ; c'est la mère qui doit être inculpée des phénomènes qui ont pris naissance héréditairement chez le fils.

Les relations entre le rhumatisme des parents et l'hystérie de leurs enfants appartiennent au même ordre de faits, et la névrose développée dans ces conditions n'est pas du rhumatisme larvé. D'après notre statistique, les rhumatisants ne figurent pas en nombre exagéré parmi les parents des hystériques, si l'on tient compte de la fréquence de l'arthritisme en général.

La scrofule et la tuberculose n'ont pas d'action directement élective sur les centres nerveux, mais, en amenant une cachexie et une anémie profondes, elles influent sur leur nutrition et sur leur fonctionnement.

L'alcoolisme chronique est une intoxication lente qui peut conduire à la folie, en provoquant des désordres considérables dans le cerveau et les méninges. Il n'est pas étonnant qu'un alcoolique donne naissance à des névropathes.

Nous devons remarquer en terminant que dans presque tous les cas où les antécédents héréditaires pathologiques sont signalés, nous avons retrouvé, en outre, chez l'un ou l'autre des parents, des troubles nerveux plus ou moins accentués.

Influence de l'âge.

Nous avons établi que l'hystérie, chez les individus issus de familles de névropathes, débute le plus souvent entre la dixième et la vingtième année, c'est-à-dire vers la même époque que chez la femme. Il nous reste maintenant à rechercher l'influence de l'âge en lui-même, ou du moins abstraction faite de toute circonstance étiologique concomitante. Nous devons nous adresser encore à la statistique qui seule nous fixera à cet égard.

La date des premiers accidents hystériques a été indiquée dans 192 cas qui se répartissent comme suit :

De 0 à 10 ans — 10 cas, âge minimum 2 ans 9 mois.

» 10 à 20 » — 78 »

» 20 à 30 » — 60 »

» 30 à 40 » — 27 »

» 40 à 50 » — 11 »

» 50 à 60 » — 6 » âge maximum, 60 ans.

C'est donc d'une façon générale entre 10 et 20 ans que la névrose se manifeste le plus fréquemment pour la première fois chez les jeunes garçons. En subdivisant cette période de 10 ans en deux séries de 5 années chacune, nous trouvons pour la première, soit de 10 à 15 ans, 44 cas, et pour la seconde, soit de 15 à 20 ans, 34 cas. Nous sommes exactement dans les mêmes conditions que chez la femme. Nous obtenons, sous ce rapport, les mêmes résultats pour les malades où les antécédents héréditaires ont été passés sous silence, que pour les autres. Ceci tend à confirmer notre dire, que l'hérédité aurait probablement été mise en lumière pour la plupart d'entre eux, si on avait eu soin de les interroger à ce sujet. La prédisposition due à l'âge tient bien moins, en effet, à des circonstances accessoires, même à celle du développement des organes génitaux, que l'on ne pourrait le supposer; c'est un legs héréditaire qui constitue l'homochronie. L'appareil génital se développe plus tôt dans les pays méridionaux et chez la femme que dans les pays du nord et chez l'homme, tandis que le début de l'hystérie ne paraît suivre ces fluctuations ni dans l'un ni dans l'autre sexe.

Influence des professions.

Les professions ne remplissent qu'un rôle tout à fait secondaire comme cause prédisposante. Si l'on songe un instant que la névrose apparaît habituellement dans l'enfance, ou dans l'adolescence chez des jeunes gens qui ont à peine commencé leur apprentissage, on ne saurait incriminer leurs métiers. Ceux-ci n'amènent des désordres qu'à la longue, soit parce qu'ils sont malsains en obligeant les ouvriers à manier des substances toxiques, soit parce qu'ils imposent des habitudes antihygiéniques. Or, les circonstances débilitantes prédisposent à toutes les maladies, en plaçant l'organisme dans un état d'infériorité de résistance. C'est ainsi que l'on doit comprendre l'action des fatigues prolongées, du surmenage, du manque d'activité, des travaux de tête exagérés chez des hommes de lettres ou de science, du séjour dans des lieux froids et humides, dans des locaux encombrés et mal aérés. Les intoxications chroniques, telles que l'alcoolisme et l'hydrargyrisme, doivent être nettement séparées de la névrose, qui n'est jamais symptomatique. On ne diagnostiquera pas une hystérie saturnine ou alcoolique, mais si les symptômes l'exigent, l'hystérie chez un saturnin ou chez un alcoolique.

Nous classerons, suivant l'exemple de M. Klein, les professions en catégories, comprenant chacune des éléments approximativement comparables.

1° *Professions libérales* (20 cas).

Hommes de lettres et de science.
Etudiants.
Musiciens.
Négociants.
Prêtres et religieux.

2° *Officiers et sous-officiers* (12 cas).

Officiers de marine.
Officiers de l'armée de terre.
Capitaines de pompiers.
Sergents-major, etc.

3° *Commerçants, employés de commerce, ouvriers intelligents* (24 cas).

Employés de commerce.
Mécaniciens, imprimeurs.
Sculpteurs sur bois.
Peintres en voitures, en décors, sur porcelaine.
Employés divers.

4° *Ouvriers de classe inférieure* (35 cas).

Cuisiniers, boulangers.

Maçons, peintres en bâtiments, menuisiers.

Forgerons, serruriers, plombiers.

Hommes de peine, domestiques, colporteurs, etc.

5° *Cultivateurs, paysans, jardiniers* (5 cas).

6° *Soldats, pompiers, matelots* (7 cas).

7° *Instabilité professionnelle* (2 cas).

Le tableau précédent nous montre simplement que l'hystérie ne fait pas de choix particulier dans telle ou telle classe d'individus, et nous ne pouvons pas conclure à une influence réelle de la position sociale. Dans les campagnes, l'hystérie a plusieurs fois donné naissance à des épidémies chez des hommes d'une culture intellectuelle absolument grossière et rudimentaire, vivant d'une existence surtout végétative. Elle semble néanmoins prédominer dans les villes, où l'intelligence tient la première place dans la grande lutte pour la vie. Il est difficile de se prononcer nettement en invoquant des faits, qui sont incontestablement mieux connus et mieux étudiés dans les hôpitaux urbains que dans les campagnes. C'est pour cette raison toute naturelle, que les cultivateurs et les paysans figurent en nombre si restreint dans les observations que nous avons examinées. D'autre part, dans les villes, un grand nombre des cas de la clientèle particulière des médecins ne sont jamais publiés ; ce sont précisément ceux qui se développent dans les sphères les plus instruites de la société. Ce qui est certain, c'est que l'hystérie masculine est répandue dans tous les degrés de l'échelle sociale et n'est l'apanage exclusif d'aucune classe.

Influence des latitudes, des climats, des races, de l'alimentation et de l'éducation,

Les observations que nous avons recueillies présentent des diversités d'origine suffisantes, pour nous permettre d'affirmer que, chez l'homme, l'hystérie se rencontre sous les latitudes les plus variées, et que le climat n'a pas d'influence appréciable sur son développement. Tandis que nous trouvons des cas bien décrits et d'une authenticité parfaite dans les pays scandinaves, nous avons des exemples non moins avérés en Italie, en Grèce et en Espagne. L'étude de la prédisposition des races exigerait un matériel plus considérable ; nous avons trouvé un nombre relativement assez grand d'hystériques mâles israélites.

L'alimentation ne paraît jouer aucun rôle. L'influence de l'éducation est positive. Les hommes sont certainement plus ou moins ce qu'on les fait, au physique comme au moral. Sans exagérer l'importance de cette cause, il faut avouer qu'elle existe. Une éducation mal dirigée, par des parents trop faibles ou trop sévères, réagit d'une façon fâcheuse sur le cerveau des malheureux enfants qui en sont victimes. Ces petits prodiges auxquels, par une faute inexcusable, on laisse faire leurs quatre volontés, que l'on admire dans tous leurs actes et que l'on pousse même souvent, à tort, à travailler intellectuellement très jeunes, deviennent facilement nerveux et irritables.

Cette manière d'envisager l'éducation ne fait que hâter l'explosion des accidents.

CAUSES OCCASIONNELLES

Influence du traumatisme.

Le traumatisme est certainement la cause occasion-
nelle la plus active, sinon la plus fréquente, de l'hystérie
chez l'homme. Les chocs violents, en effet, sont capa-
bles de produire les symptômes les plus variés de l'hystérie, chez des sujets qui, en apparence, ne sont pas
prédisposés ; et cela le plus souvent d'emblée, rapidement, tandis que les autres causes ont besoin d'être
accumulées petit à petit pour arriver au même résultat.
Ce seul fait mériterait d'attirer notre attention tout spécialement sur cette partie de l'étiologie ; d'autres raisons
s'y joignent qui en augmentent encore l'importance. Nous
les placerons sous cinq chefs principaux que nous con-
sidérerons séparément :

1º Le traumatisme violent révèle souvent subitement
la diathèse nerveuse restée latente antérieurement ;

2º Certains auteurs considèrent l'hystérie d'origine
traumatique comme une névrose à part ;

3º Les chutes, les coups et les divers accidents peuvent fournir matière à des constatations médico-légales
fort délicates ;

4º Le pronostic porté à la suite d'un choc dépendra
dans une large mesure de l'exactitude du diagnostic
posé ;

5º Le traumatisme peut faire naître l'hystérie dite
locale, en agissant sur une constitution prédisposée.

Reprenons le premier point, et citons d'abord les faits pour les interpréter ensuite :

Dans 24 cas, le traumatisme est indiqué comme ayant occasionné les accidents nerveux dans un laps de temps variable. Les antécédents héréditaires sont mentionnés 16 fois, et passés sous silence dans 9 observations. Sur les 16 cas, nous trouvons 8 malades issus de parents névropathes, mais à un degré relativement faible ; ce sont des migraineux et des névralgiques ; nous ne voyons pas de mère hystérique. Pour les huit autres sujets, l'hérédité est déclarée *absente*, et nous savons la valeur négative que l'on est en droit d'attacher à ce dernier mot. Un premier enseignement nous est acquis, c'est que, lorsque le traumatisme entre en jeu, l'influence de l'hérédité semble diminuer, puisqu'elle n'est manifeste que dans la moitié des cas.

Si nous regardons d'un peu plus près la nature des traumatismes, qui joue, elle aussi, un grand rôle dans la manière dont se produisent les accidents nerveux, nous constatons que, chez les individus apparemment les moins prédisposés, les chocs ont presque toujours été d'une extrême violence. Ce sont : des chutes sur la tête, des chutes d'un troisième étage, d'une hauteur de huit pieds, un coup de pied de cheval, un coup de tête dans la région épigastrique avec chute consécutive (Obs. VI), une explosion près de l'individu. Chez les huit malades d'origine nerveuse avérée, nous avons comme circonstances étiologiques déterminantes : deux chutes et un accident de chemin de fer, puis à côté de cela, une morsure de chien qui fut suivie de convulsions, l'ablation d'un ganglion, de même, l'ouverture d'un érysipèle phlegmoneux par 27 coups de bistouri, une fracture de jambe, une chute sur la hanche suivie de coxalgie hystérique. Ces cinq dernières blessures n'ont pas ébranlé le système nerveux aussi fortement que les autres. Nous pouvons conclure de là que chez les individus moins prédisposés à première vue, les violences subies ont été générales, ébranlantes, tandis que chez les autres des traumatismes moindres ont été notés cinq fois. Dans trois des cas, la secousse a été terrible, mais il est bien évident que le névropathe le plus accompli n'est pas à l'abri des accidents graves.

De cette analyse des faits, il résulte que le traumatisme a véritablement une puissante valeur étiologique ; c'est la pierre de touche de la diathèse nerveuse. Lorsqu'il est violent, il agit comme un réactif d'une grande sensibilité, qui décèle une névropathie restée peut-être latente sans lui pendant longtemps encore.

Les conditions anatomiques de structure et de position de l'encéphale nous éclairent sur la manière dont les choses se passent. Le cerveau est, après le foie, l'organe le plus lourd de l'économie ; sa substance est délicate et d'une consistance molle. Il est renfermé dans une boîte osseuse excessivement solide, cette solidité dépendant non seulement de l'épaisseur des os, mais aussi de leur assemblage, qui donne au crâne une résistance beaucoup plus grande que s'il était formé d'une seule pièce. Les sutures décomposent les forces et les amoindrissent par leur chevauchement.

Munis de ces notions, supposons qu'un individu fasse une chute avec force, et rendons-nous compte, d'après les lois de la mécanique, du résultat final. Le choc extérieur produit par l'arrêt subit du corps sur le sol, et, *a fortiori*, si la tête a porté, se communiquera au cerveau par l'intermédiaire du liquide céphalo-rachidien, sous forme de compressions et de décompressions anormales. En outre, l'encéphale lui-même, en vertu de sa masse et de sa vitesse acquise, viendra se heurter violemment contre la paroi crânienne, subissant ainsi une secousse formidable. Les éléments principalement intéressés dans l'hystérie, les centres moteurs et sensitifs qui ont leur siège dans l'écorce, c'est-à-dire à la périphérie, seront aussi les plus cruellement éprouvés. Qu'un tel ébranlement général, dans un appareil aussi délicat, puisse occasionner chez un individu tant soit peu prédisposé des changements profonds dans les vibrations moléculaires, est non seulement possible, mais tout à fait vraisemblable et probable. La prédisposition est nécessaire pour rendre cet état durable; la question de terrain n'est pas douteuse, puisque les mêmes causes ne produisent pas chez tous les mêmes effets.

Avons-nous le droit de considérer les symptômes d'hystérie consécutifs à un traumatisme comme appartenant à une autre maladie? Nous ne le pensons pas. Ce serait renverser la pathologie de fond en comble et compliquer, sans utilité aucune, les questions au lieu de les simplifier; or, ce n'est pas là le but de la science. Actuellement, on considère une espèce morbide comme déterminée, lorsqu'on en connaît les symptômes et l'anatomie pathologique; si différentes causes aboutissent à un même résultat, on ne fera pas pour chacune d'elles un type à part.

Nous n'aurions pas même soulevé cette discussion, si, dans un récent travail, MM. Oppenheim et Thomsen ne s'étaient engagés dans cette voie, publiant sous le titre d'anesthésie sensorielle traumatique, des cas d'hystérie, en ayant bien soin de les séparer de cette dernière. Partant de là, ils ont refusé à certains troubles visuels leur valeur diagnostique dans l'hystérie parce qu'ils les ont retrouvés dans cette nouvelle maladie. Par conséquent, il y a dans notre remarque autre chose qu'une question de principe.

Il s'agit de neuf cas que nous n'avons pas comptés dans notre statistique, nous réservant de les discuter ici avec leurs auteurs. Dans tous, nous sommes en présence de traumatismes puissants; ce sont : quatre accidents de chemins de fer, quatre coups sur la tête avec des barres de fer et une chute d'une hauteur de quinze mètres. Les antécédents héréditaires sont déclarés nuls dans quatre cas et ne sont pas indiqués dans les autres. Tous les symptômes cités sont communs avec ceux de l'hystérie, sauf dans un cas où la pupille droite était plus grande que la gauche, et la rétine légèrement trouble. (Peut-être une complication d'encéphalite localisée.)

MM. Oppenheim et Thomsen considèrent eux-mêmes que c'est à l'ébranlement du corps qu'il convient de rapporter ces perturbations de la sensibilité générale et spéciale; il n'est pas question de lésions cérébrales, et ces faits dépendent bien d'une névrose. De sorte que, d'un côté, nous avons les symptômes, et de l'autre la lésion pathologique dynamique de l'hystérie. Le fait d'avoir des troubles purement fonctionnels, c'est-à-dire où l'anatomie ne décèle rien, est un caractère qui, bien que négatif, a une valeur nosographique incontestable; en effet, dans tous les cas où les éléments cellulaires sont visiblement atteints, nous excluons l'hystérie

simple. Il ne reste en réalité, comme moyen de différenciation entre la névrose hystérique et l'anesthésie
sensorielle traumatique, que la circonstance étiologique
qui, dans aucun autre cas, sauf pour les maladies parasi-
taires, ne donne le droit de créer une espèce morbide
distincte. Cette manière d'envisager la question nous
paraît inadmissible, car nous ne saurions approuver
une loi d'exception en faveur, ou plutôt en défaveur de
l'hystérie.

Il semble que ce mot soit encore de nos jours
employé à regret, comme impliquant quelque chose de
honteux et d'inavouable. Un mécanicien de locomotive
hystérique ! Un homme fort, solide, habitué aux intem-
péries des saisons, est-ce vraiment raisonnable? On
peut s'imaginer une femmelette parfumée et pommadée
souffrant de ce mal bizarre ; mais qu'un ouvrier robuste
ait ses nerfs et des vapeurs comme une dame du grand
monde, c'est trop !

Nous estimons que devant la toute-puissance des faits
le médecin doit s'incliner. Il est de son devoir de les
désigner par leur nom et sans détours, pour extirper
une erreur qui règne dans le public. Il ne viendra pas
à l'idée d'un clinicien de considérer une tumeur
blanche comme une maladie spéciale à part, parce
qu'elle sera d'origine traumatique. Et, pour rester dans
la famille névropathique, nous pourrions supprimer
d'emblée l'hystérie, il nous resterait des anesthésies
sensorielles psychiques, d'autres héréditaires, puis des
contractures psychiques et des contractures trauma-
tiques, etc. La vue d'ensemble serait ainsi supprimée
et le diagnostic se réduirait à zéro, puisqu'il suffirait,
pour être fixé, d'ajouter aux symptômes visibles la
cause probable de la maladie.

Des cas analogues à ceux de MM. Oppenheim et Thomsen sont connus depuis longtemps en Amérique sous le nom de *Spinal irritation* et de *Railway spine*, dénominations contre lesquelles M. Walton, de Boston, qui a étudié à la Salpêtrière, s'élève à juste titre. Les médecins du Nouveau-Monde sont mieux placés que tous les autres pour ce genre d'études, car les accidents de chemins de fer leur procurent, par leur fréquence, un matériel pathologique que nous sommes loin de leur envier. Ils auraient tort toutefois de ne point l'utiliser.

Nous y retrouvons la série symptomatique complète de l'hystérie, hémianesthésies sensitives et sensorielles, convulsions, rires, pleurs, etc., et M. Walton démontre que c'est au cerveau que l'on doit rapporter les désordres observés et non à la moelle ; tout cela sans lésion apparente. Il rapproche ces cas de l'hystérie franche et les identifie avec elle au lieu de les en séparer.

Il n'est pas besoin de réfléchir longuement pour acquérir la conviction que des accidents de cette nature donneront fréquemment prise à la chicane et fourniront des procès interminables avec les compagnies d'assurances. Nous arrivons ainsi à la question médico-légale.

Le rôle du médecin, dans le cas de différends judiciaires, consiste dans l'appréciation aussi exacte que possible de l'état de la victime, de l'incapacité où elle se trouve de travailler et de la durée probable de cette incapacité. Les opinions qu'il émettra dans son rapport sur ces divers points auront une influence décisive sur la portée du jugement. On ne saurait être trop prudent en pareil cas, car la moindre assertion formelle qui viendrait à se démentir servirait à coup sûr aux avocats de la partie adverse au-delà de toute mesure. Le rapport en entier ne serait même plus bon à jeter au feu. Il faut malgré tout se prononcer d'une manière ou d'une autre, et c'est encore ici, comme partout, la question de mot qui joue le premier rôle. A ce sujet, M. Putnam, dans une publication récente, se demande si l'on pourra employer le terme hystérie devant les juges, sans nuire aux intérêts du plaignant. Le fait est que le jury, en entendant une épithète aussi malsonnante que celle d' « hystérique » à côté du mot « homme », pourrait perdre une partie de la compassion qu'il ressentait pour un malheureux et ne plus voir devant lui qu'un habile simulateur profitant d'un prétendu malheur pour extorquer une indemnité à la compagnie d'assurances. Le devoir du médecin étant de prendre les intérêts de celui qu'il sait être pertinemment malade, ne les servirait que très médiocrement par une pareille déposition. D'autre part, l'homme de science doit rapporter et juger les phénomènes selon ses convictions intimes, sans s'inquiéter des préjugés et des errements d'autrui.

Nous estimons, contrairement à M. Putnam, qu'il devra prononcer sans crainte son diagnostic, en affirmant d'une façon nette et claire, si telle est son opinion, que son patient est atteint d'hystérie. Mais comme son intention n'est pas par là de nuire à qui que ce soit, il aura, suivant le conseil de M. Charcot, liberté pleine et entière de tourner la difficulté, en faisant devant le tribunal un petit cours sur cette névrose, pour suggérer à l'auditoire qu'il ne s'agit pas simplement d'une mystification. Ce moyen terme nous paraît devoir mettre d'accord les intérêts de l'un et la science de l'autre, et le temps aidant on finira par s'apercevoir qu'il ne suffit pas d'être nerveux pour devenir imposteur.

Le médecin posera donc un diagnostic exact, d'abord par respect pour son art, en outre, parce que cela lui offrira des données pronostiques précieuses. Nous n'ignorons pas qu'il est actuellement fort difficile de se prononcer sur la durée et sur les chances de guérison de l'hystérie chez l'adulte, qu'elle soit d'origine traumatique ou autre. Il n'en est pas moins vrai qu'il est urgent de savoir qu'à la suite d'ébranlements violents, on peut voir surgir des symptômes d'ordre fonctionnel, qui pourraient faire conclure à des lésions profondes, irréparables, du système nerveux central.

Le pronostic sera évidemment moins grave dans le premier cas que dans le second. Ces diverses possibilités doivent toujours être présentes à l'esprit du médecin consulté par une personne qui a été victime d'un accident.

Hystérie dite locale. — Le traumatisme est quelquefois suivi de symptômes hystériques qui se localisent dans un membre ou dans une articulation. Dans ce cas, le processus pathologique a son point de départ à la périphérie ; il remonte vers les centres par les nerfs sensibles, et se réfléchit sur les zones motrices, amenant ainsi la contracture. Un beau cas de ce genre, chez un individu où l'on n'est pas arrivé à démontrer l'hérédité, est celui qui a fait l'objet d'une leçon clinique de M. Charcot. Il s'agit d'un forgeron qui eut l'avant-bras et la main brûlés superficiellement, dans une étendue assez grande, par le contact d'une barre de fer chauffée au rouge-blanc. La contracture se déclara lentement, sept semaines après la brûlure. Cette lenteur est une

anomalie dans l'espèce, car les manifestations hystériques sont subites, sans gradation sensible, sans transition. Ce cas est fort intéressant, car nous n'avons plus
à invoquer l'influence de l'ébranlement cérébral. La
nature même du traumatisme a probablement déterminé
ici le mode d'apparition, par étapes, de la contracture.
Nous n'avons pas affaire à un choc, mais à une plaie,
qui ne s'est cicatrisée qu'au bout de plusieurs semaines.
Les terminaisons nerveuses sensitives ont été détruites
en grande partie, mais un certain nombre d'entre elles
ont dû être englobées dans le tissu cicatriciel de nouvelle formation. Leur structure, et partant, leurs mouvements moléculaires se sont modifiés peu à peu, com-
muniquant leur rhythme anormal aux centres sensitifs,
et de là, aux zones motrices par l'intermédiaire des
associations ; ce processus pathologique ayant évolué
lentement, la contracture consécutive est apparue de
même. Ce cas est peut-être unique dans son genre, mais
dans des conditions analogues, la névrite ascendante, c'est-
à-dire la lésion visible du nerf, n'appartient pas aux raretés ; il n'est donc pas inadmissible que sous une influence
un peu différente due à la prédisposition, et que nous
ne pouvons pas analyser, il se soit produit une lésion
fonctionnelle ascendante.

Tous les autres cas de contractures, à la suite de
violences extérieures variables, mais n'agissant pas sur
l'ensemble du système nerveux par une très forte
secousse, se sont montrés subitement chez des individus névropathes en puissance, qui n'attendaient, pour
ainsi dire, qu'une bonne occasion de manifester leur
diathèse. Ces symptômes disparaissent souvent tout à
coup, comme par enchantement.

Influence des causes morales.

La vertu pathogénique des causes morales, comme circonstance étiologique de l'hystérie masculine, est en général secondaire. Ces causes n'ont d'action le plus souvent que lorsque la prédisposition a rendu la névrose imminente ; elles ont souvent besoin d'être accumulées. Nous en passerons rapidement quelques-unes en revue. On invoque à tout propos, comme ayant fait surgir la maladie, les contrariétés, les chagrins, les revers de fortune, puis les impressions sensorielles trop vives, telles que la vue d'objets désagréables et répugnants, l'audition de bruits très aigus, stridents et discordants, les sensations produites par des odeurs fortes et nauséabondes. On cite encore les émotions vives, les passions violentes ou contrariées, la peur ; c'est à la suite d'une grande frayeur, occasionnée par une attaque nocturne, que la névrose a pris naissance chez Mar... (Obs. III) ; chez Rig..., les premières attaques survinrent après un accident où il faillit être tué.

Tout bien considéré, quel est l'heureux mortel qui jamais n'a eu d'ennuis d'aucune sorte ?

Rapportons quelques exemples saillants et curieux où le contraste entre la cause et l'effet, suffirait en lui-même à démontrer la banalité de la première.

Tulpius raconte le cas d'un jeune Anglais qui tomba subitement en catalepsie, à la nouvelle du refus de la main d'une jeune fille aimée, et qui fut guéri en apprenant que cette cruelle sentence avait été rapportée.

Un menuisier de 24 ans, cité par H. Vogt, eut une attaque à la suite d'un désaccord avec sa fiancée.

Langaard a observé un jeune garçon de 11 ans qui prenait des crises toutes les fois qu'il mangeait du pain noir.

Marchal signale un cas du Dr Tartivel : C'était un capitaine de pompiers qui se trouvait mal à la vue d'un enterrement.

Un jeune homme, examiné par M. Drosdow, devint cataleptique à la suite de différends avec sa mère. Cet auteur ne le considère pas comme hystérique, mais comme atteint de *morbus hypnoticus* ; on ne saurait nier que cette maladie n'est autre chose qu'une subdivision de la grande névrose.

Chez tous les sujets précédents, la cause morale est exactement la goutte d'eau qui fait déborder un vase trop plein.

Il nous reste à parler brièvement de la contagion nerveuse par imitation, de l'influence épidémique. Cette influence incontestable a été l'origine des épidémies de démonopathies du moyen-âge, décrites par Calmeil d'une façon aussi palpitante que savante. Dans les temps modernes, M. Constant a étudié une épidémie moins étendue mais très intéressante, celle de Morzines. M. P. Richer a repris la plupart de ces observations à un point de vue tout à fait scientifique. Mentionnons encore les convulsionnaires de Santo-Orezzo, en Espagne.

A côté de ces manifestations grandioses par le nombre des personnes atteintes, nous retrouvons des imitateurs qui restent en petit comité, des scènes qui se passent dans des hôpitaux, dans des écoles, dans des maisons privées, où elles demeurent localisées.

Calmeil, dans son ouvrage, cite le fait suivant observé par Vieri à l'hospice d'Amsterdam : Les enfants vomissaient des clous, des aiguilles, des étoupes, qu'ils avaient avalés à l'insu de tout le monde.

Favrot rapporte qu'un religieux devint cataleptique pendant l'office divin, alors qu'il disait en s'agenouillant *consommatum est ;* un de ses collègues, voulant le remplacer, fut pris du même mal, au même moment et en prononçant les mêmes paroles.

Tout récemment, nous avons observé à la Salpêtrière deux jeunes garçons âgés de 11 et 12 ans, qui devinrent hystériques par imitation de leur sœur, âgée de 13 ans et demi. Celle-ci fut prise d'une attaque, à la suite d'une séance de spiritisme qui l'avait vivement impressionnée. Cette modeste épidémie, qui est née dans le fort de Bicêtre, a fait le sujet d'une conférence de M. Charcot. Pendant les premières semaines de leur séjour à l'hospice, les petits malades ne pouvaient se rencontrer sans tomber en attaque. Actuellement, le plus jeune des garçons est guéri, son frère va mieux, mais la sœur s'améliore moins vite. La mère est névropathe, la grand'mère maternelle était hystérique. La contagion n'a donc été qu'un réveil de la diathèse nerveuse.

CHAPITRE III

ANTÉCÉDENTS PERSONNELS

DES HYSTÉRIQUES

Existe-t-il chez l'homme une constitution hystérique spéciale, c'est-à-dire un ensemble de traits généraux imprimant à l'individu le cachet d'une prédestination fatale à la névrose ? A cette question nettement posée, on peut répondre catégoriquement qu'un tel ensemble physique n'existe pas. L'idée qui s'est imposée de prime abord, aux observateurs qui se sont adonnés à l'étude de l'hystérie masculine, a été de rechercher s'il n'y avait pas chez leurs malades des caractères tendant à les rapprocher du sexe faible, tant au physique qu'au moral.

On sait qu'au moment de la puberté, les différences qui séparent la jeune fille du garçon s'accentuent rapidement. Or, il arrive quelquefois que chez ces derniers, cette évolution se faisant mal, les organes génitaux n'atteignent pas leur complet développement : la voix reste fluette et infantile. Puis, l'âge avançant, la barbe ne pousse pas, c'est à peine si quelques poils fins et soyeux se montrent çà et là sur une peau blanche et délicate. Leurs formes, au lieu d'être viriles, dessinant sous la peau des saillies musculaires brusques et bien limitées, indices de la force, sont arrondies et gracieuses, rappelant la mollesse et non l'énergie. Le caractère et les goûts de ces individus ne sont pas ceux de leur sexe. Ce sont des hommes généralement timides et craintifs, dont le regard n'est ni vif, ni perçant, mais doux, poétique et langoureux. Coquets et excentriques, ils préfèrent les chiffons et les rubans aux durs travaux manuels. Ces attributs constituent le féminisme.

Partant de l'opinion que le mal hystérique est le triste privilége de la femme, il était rationnel de supposer qu'à titre d'exception il pouvait se manifester chez les hommes ayant l'habitus que nous venons d'esquisser. Les résultats ont trompé cette attente. Le féminisme est mentionné une douzaine de fois sur un total de 218 observations. Ce nombre, déjà faible en lui-même, est au-dessus de la réalité, car il faut considérer que l'on a qualifié de féminisme les simples faits d'avoir le menton glabre ou couvert d'un duvet soyeux, ou bien d'aimer les poupées, d'être enjoué, peureux et irrésolu. Chez 4 malades seulement, on indique un arrêt de développement des organes génitaux. Il n'y a donc pas lieu d'attacher grande importance à cet habitus d'un autre sexe ; il a certainement une valeur, comme tous les vices de conformation, qui sont pour la plupart héréditaires et dénotent des individus incomplets, issus de parents anormaux. Parmi les autres anomalies de constitution, nous n'avons à signaler que deux cas : 1° celui de M. Bourneville, chez un garçon de 13 ans, syndactyle, avec asymétrie du crâne, sans malformation des organes sexuels ; sa sœur est hystérique et syndactyle aussi ; c'est assez faire ressortir l'influence de l'hérédité dans ce cas. 2° Un homme de 21 ans, observé par

M. Lecocq, avait une tête de crétin et des oreilles à lobule adhérent ; son caractère était sournois. Ce malade, qui a changé plusieurs fois de profession, avait une tante idiote.

Le bégaiement, qui appartient certainement aux névropathies, a été rencontré deux fois chez des hystériques mâles.

Alcoolisme. — Il fait partie des antécédents personnels dans bien des maladies ; mais ici, il n'est le plus souvent qu'un effet concomitant, un accessoire de la névrose. Presque tous les alcooliques et les absinthiques cités dans les observations sont issus de dipsomanes et de névropathes ; en pareille occurrence, nous n'hésitons pas à admettre que l'alcoolisme est une conséquence plutôt qu'une cause des symptômes nerveux morbides. Chez Lips.., (obs. V), auquel nous ne connaissons pas d'antécédents nerveux, l'hystérie s'est déclarée, il est vrai, à la suite de libations trop copieuses. Mais il est bon d'ajouter que ce malade n'a pu donner aucun renseignement sur ses grands-parents ni sur ses collatéraux et que son père est un buveur.

Gui... (obs. I) et Gil... (obs. II) sont un peu alcoolisés, surtout ce dernier ; mais nous savons qu'ils étaient impressionnables et nerveux avant leurs excès de boissons. En somme, l'alcoolisme n'est la plupart du temps que secondaire dans la détermination des accidents.

Onanisme. — Cette excitation volontaire des organes génitaux amène, lorsqu'elle est poussée à l'excès, un état de cachexie nerveuse et d'hébétude, qui a été décrit et constaté depuis longtemps. On ne pourrait nier cette influence pernicieuse de la masturbation effrénée, qui, en affaiblissant le système nerveux, le rend plus apte à perdre son équilibre fonctionnel, équilibre absolument nécessaire aux relations normales de cause à effet. Ce sont là les conditions requises pour donner naissance à la névrose. Malgré cela, mention n'est faite de ce vice déplorable que dans un nombre minime de cas, une dizaine environ. Ces sujets sont généralement prédisposés au nervosisme par l'hérédité, qui tient encore ici une place importante; leur imagination est souvent exaltée, ils passent des nuits à lire des romans obscènes et dévergondés.

A ce même ordre d'antécédents pathologiques par excitation génitale, viennent se joindre les excès vénériens, moins fréquents encore que les précédents, ce qui est bien naturel si l'on se rappelle l'âge où débute l'hystérie dans la règle. Du reste, ne fait pas de véritables excès vénériens qui veut : il faut pour cela des individus doués d'une hyperexcitabilité génitale éminemment anormale.

Incontinence nocturne d'urine. — Ce symptôme, qui est commun chez les épileptiques, et qui guide dans certaines circonstances le médecin vers le diagnostic du mal comitial, n'a été relaté que 6 fois dans les antécédents de nos 218 malades. Nous ne parlons que des cas où cette incontinence s'est manifestée d'une façon suivie, et s'est prolongée au-delà de la première enfance. Nous devons la considérer comme un trouble névropathique mettant en relief la prédisposition.

Dans quelques cas, les sujets avant de devenir hystériques avaient présenté d'autres affections nerveuses, telles que la chorée, le somnambulisme. Pas n'est besoin d'insister sur ces faits; l'hystérie trouvera chez ces malades le terrain bien préparé pour apparaître sous une influence banale.

En résumé, le féminisme, les vices de conformation, l'alcoolisme, les excès vénériens, l'onanisme, l'incontinence d'urine, le somnambulisme et le bégaiement sont les branches d'un même tronc; elles s'étendent chacune pour leur compte d'une façon très variable, mais n'exercent guère d'action nocive de réciprocité et vivent à côté les unes des autres en très bonne intelligence.

Maladies générales. — La scrofule et la tuberculose sont signalées chez 7 de nos malades; nous n'entrerons pas dans des questions de doctrine à ce sujet; celle de l'antagonisme de l'hystérie et de la tuberculose est encore à l'ordre du jour. Nous rappellerons seulement le cas de M. Mossé, chez un jeune homme de 23 ans atteint d'hémoptysies sans lésions pulmonaires. Cette fausse phthisie hystérique aurait certes pu induire le médecin en erreur, et il est bon d'être prévenu de cette possibilité. Nous admettons que, les prédispositions à l'hystérie et à la tuberculose étant toutes deux héréditaires, leur coïncidence n'est point faite pour étonner.

L'anémie et la chlorose peuvent devenir aussi des circonstances prédisposantes, car il est encore vrai de nos jours, ce vieil adage : *sanguis moderator nervorum.* Toutes les maladies débilitantes à longue portée agissent de même.

Maladies aiguës. — On a constaté des relations directes entre les maladies aiguës et le début de l'hystérie chez l'homme. Nous n'avons pas suffisamment approfondi ce point délicat pour nous prononcer ; d'après nos données, il nous semble que dans bien des cas on a négligé de remonter à la source primitive du mal. Ainsi, le rhumatisme polyarticulaire aigu, qui est renommé pour son influence dangereuse sur le système nerveux, n'est mentionné que chez 7 malades. Si l'on tient compte de la grande fréquence du rhumatisme aigu, ce nombre de 7 cas sur 218 est des plus modestes, et nous croyons que l'on a exagéré l'importance de l'arthritisme, comme cause réellement efficiente. Que l'hystérie surgisse à la suite d'une atteinte rhumatismale, c'est fort bien, mais encore faut-il savoir s'il n'y avait pas en dehors, une prédisposition nerveuse inaperçue. M. Charcot, à l'égard de la chorée, pense que le plus souvent, le rhumatisme n'est qu'une occasion d'appel.

La névrose est survenue quelquefois dans la convalescence d'une pneumonie, d'une fièvre typhoïde; sommes-nous sûrement en droit d'accuser ces pyrexies? La fièvre typhoïde revèt des formes variables, ataxiques, adynamiques, ataxo-adynamiques; il y a des raisons pour cela, qu'il faut chercher dans la constitution même du malade. Ce n'est que le réveil d'une affection latente.

Nous ne pouvons pas terminer ce chapitre sans dire quelques mots du caractère des hystériques avant le début de leur maladie. Ce côté psychologique est assurément pointilleux, car il est difficile de définir un caractère tout à fait normal et de le différencier d'un autre pathologique, les limites sont sinueuses et mal déterminées. Toutefois, certains de nos malades sont impressionnables, émotifs, vifs, emportés, irritables, ou bien d'une humeur versatile, mélancolique et instable; quelques-uns sont bizarres, présomptueux, exaltés; d'autres sont sournois, malicieux, méchants; d'autres enfin, doux, affectueux à l'excès, portés à des rires et à des pleurs faciles. En définitive, cela ne constitue pas une classification bien pure, car elle est impossible, mais représente néanmoins l'idée vague de ce que l'on est convenu d'appeler des gens nerveux. C'est une question de dose, la variation du plus au moins fait osciller la balance du normal à l'anormal. Ainsi, la colère peut éclater chez tout individu, mais lorsqu'elle est aveugle, ne connaissant plus de bornes, c'est une courte folie. Certaines personnes sont émues jusqu'aux larmes pour un fait insignifiant; d'autres sont présomptueuses au point de considérer que ce qu'elles font seul est bien fait. La méchanceté et la cruauté de gens qui se plaisent à voir souffrir leurs semblables, ou à leur faire du mal, ne peuvent pas être admises comme appartenant à un cerveau normal. Il en est de même de tous les sentiments excessifs.

CHAPITRE IV

SYMPTOMATOLOGIE

L'étude des symptômes et des formes de l'hystérie féminine a été parachevée dans son ensemble par les descriptions magistrales de M. Charcot et de ses élèves.

Notre champ d'excursion est moins vaste : il s'agit simplement pour nous d'une étude comparative tendant à faire ressortir les analogies et les différences, les rapports et les divergences de la névrose, suivant qu'elle évolue chez l'homme ou chez la femme. En établissant un parallèle entre les deux sexes, nous verrons que les symptômes sont identiques dans la règle ; ce qui nous permettra de nous abstenir de trop longs développements à leur sujet. On divise aujourd'hui l'hystérie en deux groupes, qui sont :

1° *L'hystéro-épilepsie à crises mixtes, hysteria major* ou *grande hystérie* de M. Charcot ;

2° *L'hystérie simple non convulsive, hysteria minor*, à laquelle se rattachent les formes frustes de la névrose.

Il importe de savoir qu'entre ces deux divisions, il n'y a qu'une différence d'intensité, la première représentant un degré plus élevé, une manière d'être plus bruyante et plus saisissante d'une seule et même maladie. Le terme hystéro-épilepsie fait songer immédiatement à un mélange des deux névroses dans des proportions variables et indéterminées; or, ce n'est pas là le sens qui doit lui être accordé, et le nom de *hysteria major*, qui ne prête pas à cette équivoque, nous paraît préférable. Il n'y a d'épileptique dans l'attaque, que l'apparence; c'est ce que M. Charcot exprime dans cette phrase : « L'épilepsie ne serait là que dans la forme extérieure ; elle ne serait pas dans le fond des choses. » Ce n'est pas à dire que l'hystérie et l'épilepsie s'excluent mutuellement ; leur coexistence est parfaitement avérée, chacune d'elles se manifestant alors séparément, avec les caractères qui lui sont propres. C'est ce que l'on est convenu d'appeler, avec M. Landouzy, l'*hystéro-épilepsie à crises distinctes*.

Cette combinaison pathologique existe aussi chez l'homme, où elle a été bien étudiée par M. d'Olier. Les deux névroses se côtoient chez le même sujet, sans se nuire réciproquement. Au demeurant, l'épilepsie n'a pas seule ce triste privilége de bonne communauté, et nous avons retrouvé trois malades atteints de paralysie générale progressive, chez lesquels l'hystérie est venue élire un libre domicile. Ces observations ont été publiées par MM. Régis, Briquet et Bigot.

Le cas de M. Régis est si caractéristique que nous ne pouvons résister au désir de rapporter son observation dans ses traits principaux. Il s'agit d'un coutelier âgé de 33 ans. D'une part, nous avons les symptômes de la paralysie générale à forme mélancolique : 1° Côté physique — inégalité des pupilles, hésitation de la parole, frémissement des lèvres et des muscles de la face, tremblement de la langue et des mains. 2° Côté intellectuel — léger affaiblissement des facultés, idées mélancoliques confuses, dépression, demi-mutisme. D'autre part, les symptômes de l'hystérie : Féminisme, aspect névropathique, testicule douloureux, attaques hystériques, cris, plaintes, pleine connaissance, hallucinations avec extase. Sensibilité conservée.

La mère du patient est hystérique; ses deux sœurs sont très nerveuses.Comme antécédents personnels, nous trouvons la syphilis, mais sans aucun symptôme actuel, et l'onanisme. L'allure de la maladie était rémittente, capricieuse et mouvementée; sur ces entrefaites, le malade, ayant pris la fièvre typhoïde, mourut d'une hémorrhagie intestinale. L'autopsie confirma le diagnostic de la paralysie générale.

Ce cas est très intéressant en ce qu'il nous montre deux affections nerveuses éminemment héréditaires, marchant de pair chez un même sujet, sans exclusion de l'une par l'autre. Cependant, l'auteur admet que l'hystérie exerce vis-à-vis de la paralysie générale, la même action d'arrêt que les vésanies; ce qui expliquerait sa rareté chez la femme.

Dans le cas de M. Bigot, il s'agit d'un maréchalferrant de 39 ans, atteint de paralysie générale confirmée lorsque les attaques de grande hystérie apparurent. (Clownisme, hémianesthésie passagère gauche, hyperesthésie.) Le père était dément.

En dehors de ces combinaisons réelles, la majeure partie des observations que nous avons lues appartiennent à l'hystéro-épilepsie à crises mixtes, il en est de même des cas que nous publions; les autres, en petit nombre, ont trait à l'hysteria minor.

Nous ferons l'étude symptomatologique de la grande hystérie, puisque les phénomènes de l'hystérie non convulsive y sont le plus souvent compris.

5

Hystéro-épilepsie [1] *(à crises mixtes).* — L'école de la Salpêtrière a dépoétisé la maladie protéiforme de Sydenham, en lui appliquant une rigueur d'examen scientifique qui ne tarda pas à mettre de l'ordre dans ce prétendu désordre, où l'on n'apercevait que des manifestations purement capricieuses et dues au hasard. Des lois fort simples unissent fréquemment les phénomènes en apparence les plus disparates et les plus incohérents, mais il faut, pour les découvrir, savoir faire abstraction des faits secondaires qui y jettent la confusion. M. Charcot et M. P. Richer sous sa direction, sont arrivés à établir de la sorte un étalon type, auquel peuvent être ramenées et comparées toutes les attaques de grande hystérie. Ce modèle, pour ainsi dire idéal, ne se montre qu'assez rarement aux yeux de l'observateur, mais il lui sert de guide. Il est applicable à l'homme sans aucune modification.

Nous ferons dès maintenant une moins large part aux observations recueillies dans la littérature, nous occupant surtout des cas que nous avons eu le loisir d'examiner.

Description des attaques d'hystéro-épilepsie masculine. — *Prodromes.* — L'état mental des malades est quelquefois modifié avant le début des attaques. Il est tantôt déprimé, tantôt excité. Gil... (obs. II) a une expression de physionomie très mélancolique lorsque la crise est imminente; il suffit alors du moindre attouchement de son point hystérogène sous-mammaire, pour la provoquer. Gui... (obs. I) est pris souvent auparavant de vomissements et de gastralgie. Beaucoup de malades,

---

1. Le mot hystéro-épilepsie, lorsque l'on n'ajoute pas « à crises distinctes », est synonyme de grande hystérie.

cependant, n'éprouvent aucun signe précurseur; chez eux, l'aura éclate subitement, lorsqu'ils sont en pleine santé apparente.

Aura hystérique. — Elle consiste en une sensation spéciale, variable suivant les cas, qui précède l'invasion de l'attaque. C'est un avertissement qui permet dans la règle au malade d'aller se jeter sur son lit. L'aura se présente sous différentes formes :

1° *Aura céphalique.* — Elle est caractérisée par du vertige, des bourdonnements et des sifflements dans les oreilles, des coups sourds dans la tête, des battements dans les tempes, des troubles de la vue, puis, dans certains cas, par une céphalalgie intense avec douleur spontanée et vive de la zone hystérogène bregmatique (clou hystérique). Rig... (obs. IV) et Gil... (obs. II) éprouvent ces phénomènes, moins la douleur du clou qui n'existe pas chez eux. Cette forme pure de l'aura est assez rare, elle succède le plus fréquemment à l'aura épigastrique.

2° *Aura épigastrique.* — Le malade éprouve un malaise général, une oppression de l'épigastre, une constriction thoracique accompagnée de dyspnée, des élancements dans les zones hystérogènes (*aura hystérogène*), la sensation d'une boule (globe hystérique), qui remonte à la gorge, où elle s'arrête en produisant la suffocation. Les patients font alors des mouvements désespérés pour se libérer de cette étreinte. C'est ce qui a lieu chez Per... (obs. VI) et chez le jeune Philippe L... (obs. VIII).

3° *Aura testiculaire.* — Dans ce cas la douleur éclate dans le testicule, le cordon ou l'épididyme; c'est de là que la boule semble remonter. Chez les sujets qui pré-

sentent le point pseudo-ovarien, l'aura peut être abdominale comme chez la femme. Gui... (obs. I) offre un
bel exemple d'aura testiculaire.

Ces différentes formes de l'aura hystérique se combi-
nent plus ou moins, le point de départ est variable,
mais les autres phénomènes sont communs.

Le petit Maurice L... ne semble plus avoir d'aura, il
devient instantanément inconscient et tétanique. Immédiatement après l'aura, qui est ordinairement de courte
durée, le malade perd connaissance dans la règle,
et l'*attaque* proprement dite commence. Celle-ci se
compose de quatre périodes :

1° *Période épileptoïde.* — Elle simule l'épilepsie, mais
elle s'en distingue par le fait qu'elle peut être arrêtée,
dans certains cas, par la compression des zones hystérogènes ou par les courants électriques. Elle se subdi-
vise en trois phases qui sont celles du mal comitial.

a) *Phase tonique.* — Le cri épileptique est souvent
remplacé par une inspiration sifflante. Le corps se raidit ainsi que les membres, les bras se tordent sur eux-
mêmes, les mâchoires se serrent et produisent le grincement de dents, la face se cyanose.

b) *Phase clonique.* — Les convulsions agitent le corps
et les membres d'oscillations rapides et courtes d'abord,
plus prononcées ensuite. L'animation saccadée des
muscles de la face rend celle-ci grimaçante.

c) *Phase de résolution.* — Tout semble rentrer dans
l'ordre, la respiration est stertoreuse, les yeux restent
fermés. Le malade ne s'est pas mordu la langue et n'a
pas, en général, uriné sous lui. Cette phase est courte,
et la seconde période lui succède immédiatement.

Cette première partie de l'attaque ne diffère en rien chez l'homme de chez la femme.

2° *Période des contorsions et des grands mouvements. Clownisme.* — Cette période est souvent très marquée chez l'homme qui y fait valoir la supériorité de sa puissance musculaire. Gui... (obs. I) est certainement un parfait modèle du genre. Parmi les contorsions nous trouvons : l'*arc de cercle* en arrière et en avant, c'est-à-dire à convexité ventrale ou dorsale, le corps ne reposant, dans le premier cas, sur le lit, que par ses deux extrémités, le sommet de la tête et la pointe des pieds ; dans le second cas, c'est la région sacro-lombaire qui sert de base. L'arc de cercle de côté n'est qu'une modification de ce dernier cas, le point d'appui étant alors une des régions latérales du tronc. Les *attitudes illogiques*, où le corps se redresse et se maintient dans un équilibre absolument instable, la nuque et les épaules restant seules en contact avec le matelas, comme le font les clowns. L'*attitude du crucifiement*, dans laquelle tout le corps est raidi, les bras étant étendus de chaque côté, à angle droit avec lui.

Grands mouvements. — Ils sont quelquefois désordonnés et très violents, le malade fait des sauts de carpe sur son lit ; il donne des coups de pied à droite et à gauche. Parmi les plus fréquents nous signalerons les *salutations* qui consistent en ceci : les membres inférieurs restant sur le matelas, la partie supérieure du corps se porte alternativement et avec rapidité en avant et en arrière ; tantôt la tête arrive presque à toucher les genoux, tantôt elle retombe lourdement sur l'oreiller. Ces mouvements se répètent un grand nombre de fois de suite. Le malade déploie souvent une force si considérable que quatre ou cinq hommes vigoureux ont peine à l'empêcher de tomber sur le sol ; il casse et brise tout ce qui est à sa portée, il mord les draps et les barreaux du lit, il déchire les liens destinés à le retenir. Dans un cas rapporté par MM. Bourneville et Dauge, un garçon de 13 ans tordait les barreaux des lits de fer, les rampes d'escalier, il soulevait un lit monté et le jetait sur un autre. Les femmes ne se livrent jamais à des exercices aussi athlétiques.

Cette période est tout à fait caractéristique de la grande hystérie, nous ne la retrouvons dans aucune autre maladie convulsive ; nous l'avons constatée dans toute sa splendeur chez les sujets que nous avons observés.

3° *Période des attitudes passionnelles.* — Ce sont les hallucinations qui dominent la scène. Chez la femme, les idées gaies contrastent ordinairement avec les passions tristes ; chez l'homme, ces dernières sont prépondérantes ; ce ne sont jamais ces petites poses plastiques d'admiration devant un miroir imaginaire. Rarement un sourire vient dérider le front sombre et terrible des hystériques masculins qui sont ordinairement menaçants, en proie à des idées lugubres. Ils ont des visions d'assassinats, ils luttent énergiquement contre des bandits qui les assaillent, contre des bêtes fauves qui s'avancent pour les dévorer. C'est ce qui a lieu chez Rig... (obs. IV). Chez les enfants même, ces hallucinations ont un caractère effrayant. Le jeune Philippe L... (obs. VIII) s'écriait : « Oh ! le vilain homme noir ! » Il voyait un mineur sortir de la cheminée pour en tuer d'autres. Son frère Maurice (obs. VII), âgé de 10 ans, chante quelquefois et se figure jouer du piano et du violon, mais le lugubre l'emporte, il voit des animaux féroces, un nain à grosse tête qui le menace. Une autre fois, voulant aller à un concours hippique, il donne à son père à choisir, en cas de refus, entre l'étranglement de Philippe, la pendaison de Lucien, la mise à la broche de sa sœur ou son propre égorgement.

4° *Période terminale. Délire.* — Après les attitudes passionnelles, le malade revient en partie à lui; il reconnaît les personnes qui l'entourent, mais il n'est encore qu'à demi-conscient. Son esprit est hanté par des conceptions délirantes ordinairement mélancoliques. Le délire se rencontre aussi chez l'homme le plus souvent avec un caractère de tristesse et de crainte. C'est ainsi que Rig..., à la suite de ses attaques, regarde sous son lit pour voir si les animaux qui le poursuivent ont disparu. Le cas de Per... (obs. VI) est remarquable. Ce malade a déliré pendant plus d'un jour à la suite de sa première attaque, il avait des idées de grandeur, ce qui est rare dans l'espèce. Cette période ne s'est jamais représentée dans ses crises depuis cette époque. Maurice L... a eu plusieurs fois du délire après ses attaques; il a été dans le jardin arroser sans eau, il renversait les mots en parlant et lisait les nombres à l'envers. Ce petit malade nous offre le tableau complet de l'attaque type; toutes les périodes ont existé chez lui avec des fluctuations variables il est vrai. Il en est de même de Rig... Chez tous nos autres sujets, les attaques sont frustes; une ou plusieurs des parties composantes manquent complétement ou ne sont que mal esquissées. C'est ainsi que les choses se passent le plus fréquemment chez la femme.

La prédominance de l'une des périodes est quelquefois si grande que les autres sont presque exclues par ce fait. Actuellement Maurice L... a réduit ses attaques qui ont pris la forme épileptoïde. Sous l'influence de la moindre émotion, voire même spontanément en apparence, il perd connaissance, se raidit et tombe à la renverse; au bout d'une demi-minute environ, on remarque quelques convulsions cloniques passagères. Il revient bientôt à lui, et cela complétement, sans coma ni stertor. Cette crise pourrait être prise pour de l'épilepsie si l'on ne connaissait les phénomènes antérieurs; cependant la présence du clou hystérique, d'une sensibilité si exquise chez lui, mettrait bientôt sur la voie du diagnostic, la compression de ce point hyperesthésié étant immédiatement suivie d'une attaque avec grands mouvements.

La prépondérance de la période du clownisme constitue la forme démoniaque, si célèbre dans l'histoire.

L'attaque d'extase est une troisième variété due à la prédominance des attitudes passionnelles. Elle a souvent un caractère religieux.

Le délire peut occuper, dans l'attaque hystérique, le premier rang comme importance, ce qui change son aspect du tout au tout.

Ces variétés, ces déviations de la règle se rencontrent chez l'homme, de même que la catalepsie et le somnambulisme, qui surviennent parfois à titre de complications. Le somnambulisme accompagne ou suit les attaques de Maurice L..., qui a pris plusieurs fois ses repas dans cet état. Un hystérique cité par M. P. Richer était sujet à des crises de somnambulisme. Rappelons encore les cas de MM. Berthier, Köbner, Despine et

Chambard. Le malade de M. Rochet, atteint de grande hystérie très nette, voyait, au dire de l'auteur, l'heure les yeux fermés. M. Mendel a observé un malade qui présentait le phénomène de la double conscience, oubliant ce qu'il avait fait pendant l'attaque, mais s'en souvenant dans les crises suivantes..

La catalepsie a été constatée par plusieurs auteurs. M. P. Richer et MM. Combal et Bourdel ont observé des accès de ce genre. L'hypnotisme amenait chez le malade de M. Desnos une raideur cataleptiforme du côté droit. Dans le cas de M. Rueff, il s'agit de léthargie cataleptiforme. M. Revilliod a observé un cas analogue : « le malade s'endormait et ne pouvait plus être réveillé ». M. Drosdow a publié deux observations de ce genre, qu'il ne considère pas comme appartenant à l'hystérie, il les décrit sous le nom de « Morbus hypnoticus ».

Le somnambulisme et la catalepsie ont joué un grand rôle dans les démonopathies du moyen-âge.

Zones hystérogènes et zones douloureuses. — Voici la définition des zones hystérogènes, donnée par M. Bourneville dans l'*Iconographie photographique de la Salpêtrière*. Ce sont : « des régions du corps, en général très circonscrites, au niveau desquelles une pression plus ou moins forte produit dans un temps variable, en partie ou en totalité, les phénomènes qui caractérisent l'hystérie, et qui jouent le plus souvent et spontanément un rôle important dans l'aura hystérique ». Ces zones constituent un signe pathognomonique de la névrose, et se rencontrent chez l'homme exactement au même titre et à peu près dans les mêmes conditions que chez la femme, ce qui nous permettra d'être bref.

Chez les sujets mâles, les points hystérogènes n'ont été que rarement recherchés avec une attention suffisante. Ils sont mentionnés dans toutes les observations de M. Bourneville, dans celle de M. Charcot, sauf chez le forgeron atteint de contracture du bras qui en était exempt. Dans le cas de M. Rebatel, la compression du testicule exagérait l'attaque; dans celui de M. Mossmann, on la provoquait en pressant au niveau des 5me et 6me vertèbres dorsales; dans celui de M. Hirtz, la compression du nerf sous-occipital déterminait l'attaque.

Sept de nos malades possèdent des plaques hystérogènes, ce sont les zones : bregmatiques, sous-mammaires, costales, pseudo-ovariennes, inguinales et testiculaires. Nous trouvons chez Lips... un point hystérogène dans le creux poplité; chez Mar... (obs. III), il en existe un au niveau du tendon d'Achille gauche. Ces points peuvent donc aussi, chez l'homme, avoir pour siége les membres.

M. Wilks cite le cas fort curieux d'un garçon de 12 ans, atteint de grande hystérie, qui était porteur d'un lipome du côté droit du cou. Cette tumeur étant à la fois une zone hystérogène, on décida d'en pratiquer l'ablation. L'opération eut une réussite complète et les accidents disparurent depuis lors. La diathèse nerveuse n'a évidemment pas été éteinte par ce procédé opératoire; les stigmates de la névrose n'ayant pas été décrits complètement, il nous est impossible de conclure. Ce cas mérite d'être rapproché de celui de M. Mossmann. Il s'agit d'un jeune homme de 17 ans présentant une masse volumineuse de végétations siégeant dans le sillon balano-préputial. Ces condylomes amenèrent une inflammation intense du pénis; ce fut là

le point de départ des phénomènes convulsifs. L'aura
non provoquée commençait à l'extrémité lésée de la
verge, qui n'était pas hystérogène par excitation extérieure volontaire. C'est ce qui différencie ces tumeurs
du lipome précédent. Néanmoins, leur extirpation déter-
mina la cessation des attaques spontanées chez ce
malade, qui resta manifestement hystérique, puisque la
compression du point hystérogène dorsal avait les
mêmes conséquences qu'auparavant. Il conserva tous
les symptômes permanents de la névrose (rétrécissement concentrique du champ visuel, troubles de la sensibilité, etc.).

L'ovarie, si importante chez la femme, possède son
analogue chez l'homme dans l'hyperesthésie testiculaire. Dans ce cas particulier, l'élément douleur intervient. Lorsque la compression de l'ovaire provoque les
phénomènes de l'aura, l'hyperesthésie ovarienne ne
manque presque jamais. Dans le sexe masculin, le testicule est douloureux à la pression, lorsqu'il devient
point hystérogène. Nous avons un exemple de ce genre
chez Gui...

Il existe aussi, chez les hystériques mâles, des
zones de dermalgie, où la sensibilité cutanée est exaltée
à un tel point que le moindre frôlement fait naître la
douleur. Chez tous nos malades ces points d'hyperesthésie coïncident avec des plaques hystérogènes, mais
de nombreux exemples prouvent qu'il n'en est pas
toujours ainsi, témoin les cas de MM. Mossmann et
Sevestre, ce dernier, chez une homme de 22 ans,
atteint d'hystérie non convulsive, avec diminution de la
sensibilité du côté gauche, sauf en deux points : la
région iliaque et le testicule, qui étaient hyperesthé-

siés. Les deux malades de M. Lanoaille de Lachèse ont des points douloureux, un d'entre eux présente le « trépied hystérique ». de Briquet, soit : Epigastralgie, pleuralgie et rachialgie ; ni l'un ni l'autre n'ont eu d'attaques.

Les points hystérogènes jouissent assez fréquemment de la propriété remarquable de devenir des points d'arrêt lorsque l'attaque s'est déclarée. On sait quelle ressource précieuse peut offrir la compression énergique des ovaires pour couper court à une crise. Un phéno-mène analogue est possible chez l'homme, les attaques étaient enrayées par la compression des testicules chez les sujets observés par MM. Dreyfous, Breuillard, Foet, Maricourt et Raymond. Nous obtenons le même résultat chez Gui... — Dans le cas de MM. Bourneville et d'Olier, la compression de la glande séminale restait sans effet, mais l'attaque cédait à l'excitation des autres zones hystérogènes ; dans celui de M. Dochmann, la pression sur l'abdomen permettait de suspendre la crise. M. Rebatel exagérait les convulsions de son malade en lui serrant le testicule.

Il est certain que la didymalgie est relativement plus rare que l'ovaralgie. L'hyperesthésie testiculaire paraît devoir être considérée comme purement dynamique, il n'existe aucune lésion palpable. Rien de particulier n'a été mentionné chez les cryptorchydes.

Anesthésies. — L'hémianesthésie constitue la variété la plus commune de l'anesthésie hystérique, elle affecte tous les modes de la sensibilité générale et spéciale. Elle n'appartient pas en propre à l'hystérie, c'est un syndrome dont la valeur symptomatique est aussi importante chez l'homme que chez la femme, pour le diagnostic de la névrose, si l'on a soin de tenir compte dés phénomènes concomitants et de ne pas considérer l'hémianesthésie comme un signe pathognomonique absolu.

Il est fort rare du reste, qu'un seul symptôme puisse donner le droit de se prononcer avec une certitude complète et inébranlable. La diminution ou la disparition totale de la sensibilité sur toute une moitié latérale du corps se rencontre encore dans l'alcoolisme, dans l'encéphalopathie saturnine et dans les lésions en foyer du tiers postérieur de la capsule interne. Ces causes d'erreur peuvent assez fréquemment être éliminées sans grande difficulté.

Lasègue le premier, a fait remarquer que l'hémianesthésie passe généralement inaperçue pour les malades, fort étonnés d'apprendre qu'ils sont insensibles ; il est par suite nécessaire de la rechercher.

Chez l'homme, l'hémianesthésie hystérique affecte le côté gauche de préférence au droit, dans les proportions d'environ 2 à 1, c'est-à-dire que sur 3 malades hémianesthésiques, 2 seront pris à gauche et 1 à droite. Cette prédilection pour le côté gauche se retrouve chez la femme.

En ce qui concerne le genre de sensibilité le plus souvent compromise, nous voyons que l'hémianalgésie est la première en ligne, la sensation de la température et surtout celle du tact se conservent plus longtemps que celle de la douleur. On peut, dans bien des cas, transpercer la peau d'un hystérique sans qu'il accuse autre chose qu'une légère pression au point lésé.

Les troubles de la sensibilité générale ne sont pas toujours limités exactement à une moitié du corps sous ce type régulier. Dans bien des cas, l'hémianesthésie est à la fois incomplète et double, de sorte que l'insensibilité se localise sous forme de plaques disséminées sans ordre apparent sur le tronc et les membres, sans s'attacher spécialement à un territoire précis d'innervation. L'étendue et le siége de ces parties insensibles sont variables, une attaque suffit quelquefois pour les faire naître ou pour les modifier. Chez un petit nombre de sujets, l'hémianesthésie est double et complète, comme chez Lips..., où l'insensibilité occupe la totalité du tégument externe et s'étend à la profondeur. Ce malade s'améliore un peu sous ce rapport, en ce sens que le contact de la glace est perçu non comme froid mais comme chatouillement; c'est un progrès peu considérable mais incontestable.

Chez les paraplégiques hystériques, la sensibilité des membres inférieurs est abolie dans la règle. Chez d'autres malades, l'anesthésie peut occuper la partie supérieure seule du corps. On ne connaît pas de loi fixe présidant à l'établissement de ces troubles sensitifs.

La peau des parties anesthésiées est souvent ischémiée à tel point que la piqûre d'une épingle ne donne pas lieu à l'écoulement d'une seule goutte de sang. Ce simple phénomène vaso-moteur n'a pas manqué de faire crier au miracle.

L'hémianesthésie ne s'attaque pas seulement à la sensibilité générale, elle s'adresse encore aux appareils sensoriels, qui sont pris du même côté qu'elle. Quelquefois les sens seuls sont atteints, comme dans le cas de MM. Bourneville et Bonnaire, mais le plus souvent l'hémianesthésie est sensitivo-sensorielle.

La disparition soudaine et la réapparition subite du fonctionnement d'un sens, considérées comme si caractéristiques de l'hystérie féminine, se voient chez l'homme sous un aspect analogue. Mais on aurait tort de faire de cette mobilité une condition nécessaire des symptômes hystériques, et M. Charcot a montré, dernièrement encore, dans une leçon clinique, deux vieilles bonnes femmes chez lesquelles l'hémianesthésie dure depuis plus de vingt ans. Chez plusieurs de nos hystériques mâles, ces stigmates ont une ténacité remarquable ; ils varient bien quelque peu du plus au moins, mais sans disparaître complétement ; quelques-uns restent assez fixes alors que d'autres n'ont été que passagers. C'est ainsi qu'au début de sa maladie, Lips... est devenu sourd-muet en un instant, la parole et l'ouïe revinrent de même sans transition. Gui... est resté aphasique pendant 6 jours. La parole, qui avait disparu à la suite d'une attaque se rétablit dans une circonstance identique.

La *surdité* est fréquente chez les hystériques, mais elle n'est ordinairement pas absolue, elle n'intéresse qu'une des oreilles plus ou moins complétement, l'autre restant normale. Pourtant chez Lips..., l'abolition de l'ouïe a été double passagèrement ; chez le malade observé par M. Revilliod, la surdité était complète des deux côtés. Il en est de même chez celui de M. Drosdow, qui était, il est vrai, cataleptique et avait un anéantissement général des perceptions sensorielles.

L'*odorat* est fréquemment aboli d'un côté, et les odeurs les plus pénétrantes et les plus irritantes ne causent aucun désagrément. Les exemples de ce genre sont nombreux ; ceux de Gui..., de Gil..., etc., en font foi.

Le *goût* subit le même sort, et la moitié de la langue qui a perdu sa sensibilité tactile par le fait de l'hémianesthésie générale, ne perçoit plus les impressions gustatives. La différenciation est impossible entre le sucré, l'acide et l'amer. Il faut pour cet essai faire tirer la langue au malade, car la salive, en dissolvant la substance sapide, l'amène au contact des papilles de la moitié opposée.

Par leur importance diagnostique et par leurs particularités multiples, les phénomènes de la vision méritent une mention toute spéciale et une étude un peu plus complète. Dans l'hystérie, les lésions oculaires sont, comme toutes les autres, d'ordre dynamique. L'ophthalmoscopie la plus minutieuse ne révèle rien dans les milieux transparents ni dans le fond de l'œil, aucun trouble vaso-moteur dans les vaisseaux qui émergent du centre de la papille. Comme la circulation intra-oculaire n'est qu'une dépendance de celle de l'encéphale, on considère que l'examen direct du fond de l'œil fournit une image exacte de l'état circulatoire du cerveau. Or, pour expliquer l'établissement rapide des symptômes, on ne saurait admettre, d'après ces données, l'hypothèse qui fait de l'hystérie une névrose purement vaso-motrice. L'ischémie poussée à ses dernières limites n'est pas la cause des perturbations fonctionnelles.

Les sujets mâles présentent les mêmes troubles visuels que les femmes; nous les passerons successivement en revue.

Amblyopie. — Elle s'accompagne toujours, ainsi que cela a été démontré par M. Galezowski, de dyschromatopsie ou d'achromatopsie. Cette perversion de la vue, qu'elle soit passagère ou permanente, appartient aux symptômes les plus constants de l'hystérie chez l'homme.

Malheureusement son étude a été souvent complétement négligée, ou tout au moins traitée trop superficiellement ; l'amblyopie est mentionnée chez une quarantaine de malades.

La dyschromatopsie partielle est la règle, elle est soumise à certaines lois qui en caractérisent probablement la nature hystérique. Sur les 9 malades qu'il nous a été donné d'observer, huit ne distinguent les couleurs que d'une façon imparfaite et les confondent entre elles. Lips... prend le vert pour du bleu et le violet pour du noir, Gui..., pendant deux mois, a présenté une achromatopsie complète, ne distinguant que le clair du sombre et voyant tout en gris ; maintenant la notion du rouge a reparu. Ce fait est peut-être capital dans l'espèce. On sait, en effet, que normalement, les couleurs ne sont pas perçues indifféremment par toutes les parties de la rétine ; le champ visuel est plus étendu pour les unes que pour les autres. L'examen d'un œil physiologique démontre que le cercle du bleu est habituellement le plus vaste, puis viennent ensuite, en diminuant, ceux du jaune, de l'orangé, du rouge, du vert et du violet, cette dernière couleur n'impressionnant que les parties voisines du centre de la rétine. Dans l'achromatopsie hystérique, c'est le rouge qui est le plus tenace, il disparaît le dernier, et le plus souvent sa perception nette est possible alors que toutes les autres nuances sont indistinctes.

L'amblyopie peut n'intéresser qu'un seul œil, et, dans ce cas, c'est celui qui correspond au côté de l'hémianesthésie générale, quand elle existe. C'est ce qui a lieu chez Gil..., mais souvent les deux yeux sont atteints simultanément, comme chez Per..., Rig..., Lips..., Mar... et les jeunes frères L...

L'amblyopie peut aller jusqu'à l'amaurose complète ; cette cécité absolue est rare et habituellement passagère. A son état le plus grave, Gui... distinguait encore le jour de la nuit, et, chez lui, l'œil du côté sain était énucléé, ce qui a constitué une aggravation considérable.

Rétrécissement concentrique du champ visuel. — Ce symptôme cardinal de la grande névrose doit être pris en haute considération, bien qu'il ne soit nullement dans notre intention de l'ériger en signe pathognomonique irréfragable. Le rétrécissement concentrique du champ visuel est, comme l'hémianesthésie, un syndrome appartenant à l'hystérie, au saturnisme, à l'alcoolisme et aux lésions en foyer du carrefour sensitif de la capsule interne. Lorsqu'il est possible d'éliminer ces trois dernières affections, la valeur du signe devient réelle et indiscutable.

L'examen du champ visuel n'a été fait que dans un très petit nombre des cas que nous avons recueillis dans la littérature. Une observation qui mentionne son rétrécissement concentrique chez l'homme, a été publiée, en 1877, par M. Martin, à la suite des travaux entrepris à la Salpêtrière sur cette même question chez la femme ; il y avait, en outre, dans ce cas, dyschromatopsie. Le forgeron présenté par M. Charcot dans une leçon clinique, avait ce rétrécissement caractéristique du côté gauche, mais il ne présentait ni dyschromatopsie ni transposition des cercles rétiniens des couleurs. Le jeune Russe de 13 ans, qui a fait aussi l'objet d'une conférence de M. Charcot, montrait un rétrécissement surtout marqué à droite ; de ce côté, il ne voyait que le rouge. Le malade de M. Dreyfous était amblyope, son champ visuel est rétréci. M. Ledouble cite le cas d'un homme de 26 ans, qui fut pris d'une attaque une heure après la nouvelle d'une perte d'argent, et chez lequel, malgré l'existence d'une hémianesthésie gauche et de dyschromatopsie, le champ visuel est resté normal.

Tous nos malades, à l'exception de Delp... (obs. IX) présentent à un haut degré ce rétrécissement concentrique. Il importe de noter que chez Delp..., l'hystérie a fait une apparition aussi courte que tapageuse; les stigmates de déchéance nerveuse ont manqué et aucun symptôme fixe ne s'est montré jusqu'à présent. Ceci prouve que la violence d'une attaque typique ne saurait permettre de conclure à l'établissement permanent de la névrose, les formes les plus émouvantes n'étant pas toujours les plus enracinées.

Le rétrécissement concentrique du champ visuel est fréquemment double, même dans les cas où l'hémianes-thésie sensitive est bien limitée. Ce fait, constaté également dans les lésions cérébrales en foyer, n'a pas encore été interprété quant à son mécanisme physiologique. Parmi nos malades hémianesthésiques, Gil... est le seul qui ait un des yeux entièrement sain.

Il ne suffit pas, chez un hystérique, de déterminer le cercle rétinien de sensibilité à la lumière blanche, il faut, en outre, rechercher attentivement les limites de l'impressionnabilité pour les couleurs prises séparément; chacune d'elles ayant son champ normal particulier. La question qui se pose est la suivante : le raccourcissement du diamètre de chacun de ces cercles est-il proportionnel, pour une couleur quelconque, à la diminution du diamètre du champ visuel total? Autrement dit: les rapports de ces cercles entre eux sont-ils invariables?

Eh bien, il n'en est pas ainsi dans la majorité des cas, et le cercle du rouge perd moins en étendue que les autres, ce qui l'amène à être le plus grand, c'est-à-dire extérieur à ceux de l'orangé, du jaune et du bleu. Nous rencontrons chez tous nos sujets cette interversion pathologique qui concorde avec la persistance en général plus durable de la notion du rouge chez les individus achromatopsiques. Ce phénomène étudié par MM. Charcot et Parinaud se présente dans la règle chez la femme hystérique.

Il serait prématuré d'affirmer qu'il appartient en propre à la névrose, mais il n'a pas été, que nous sachions, mentionné dans les rétrécissements concentriques du champ visuel indépendants de l'hystérie. Du reste, cette transposition du cercle du rouge à l'extérieur n'existe pas toujours chez les hystériques, témoin ce forgeron dont nous avons cité le cas.

En parlant du traumatisme comme circonstance étiologique, nous avons refusé aux rétrécissements concentriques du champ visuel survenus à la suite de commotions violentes, une classification à part. Nous les admettons, avec M. Walton, comme vraiment hystériques. Il serait intéressant de savoir comment se comportent, dans ces cas-là, les cercles des couleurs.

En ce qui concerne la durée des troubles visuels nous ne pouvons formuler de donnée précise, mais nous les voyons fréquemment se prolonger pendant pusieurs mois sans modification notable, comme cela arrive pour l'hémianesthésie sensitive. Ainsi, le rétrécissement concentrique du champ visuel de Mar... n'a pas changé depuis une année; celui de Lips... est resté ce qu'il était au mois de juillet 1884. Celui de Gui... s'est un peu agrandi depuis quelques semaines seulement. Ceux de Rig... et de Gil... sont toujours au même point. Nous ne sommes donc pas d'accord avec MM. Oppenhein et Thomsen, qui disent : « Les anesthésies des hystériques, d'après notre propre expérience, sont si fantaisistes, oscillent et disparaissent à tel point qu'un état stationnaire qui se continue longtemps pour les troubles de la sensibilité cutanée et sensorielle appartient aux raretés. »

D'après ce que nous avons observé, les perturbations des organes des sens sont souvent permanentes chez les hommes hystériques, où la névrose paraît sérieusement ancrée dans l'organisme ; elles sont moins stables chez les adolescents.

M. Parinaud, l'oculiste distingué de la Salpêtrière, n'a jamais constaté de rétrécissement concentrique durable du champ visuel chez les épileptiques, chez les neurasthéniques, ni chez les choréiques. Nous ne pouvons pas nous prononcer sur la valeur séméiologique du rétrécissement concentrique passager du champ visuel, qui constitue l'exception chez les hystériques.

D'après M. Charcot, l'amblyopie et le rétrécissement du champ visuel sont les seuls troubles de la vision dans l'hystérie ; il n'existe actuellement dans la science aucun cas probant d'hémianopsie hystérique. En général, il y a corrélation entre cette amblyopie et ce rétrécissement.

M. Ch. Féré a fait ressortir un phénomène intéressant et qui s'est montré vrai aussi chez les sujets mâles, c'est que : « La sensibilité générale de l'œil, la sensibilité de la conjonctive et de la cornée est en rapport avec la sensibilité spéciale de l'organe ». Ces faits semblent indi-

quer qu'il existe, dans des régions indéterminées de
l'encéphale, des centres sensitifs communs aux organes
des sens et aux téguments qui les recouvrent.

Troubles de la motilité. — Paralysies. — Les paralysies
hystériques se présentent sous deux aspects principaux qui
sont : La forme paraplégique et la forme hémiplégique.
La *forme paraplégique* paraît être la plus fréquente chez
l'homme, où nous la trouvons mentionnée 17 fois dans
les auteurs. Nous la rencontrons en outre chez Lips...
qui pendant plusieurs mois a été complétement inca-
pable de se tenir debout et de faire un seul pas. Le
jeune Maurice L... est resté paraplégique, à la suite d'une
chute, pendant une quinzaine de jours. Cette paralysie
des membres inférieurs est tantôt absolue ou très marquée, ce qui est le plus habituel, tantôt incomplète; il
ne s'agit alors que d'un affaiblissement, d'une parésie
simple. Dans la première catégorie rentrent les cas
publiés par MM. Barrs, Bourneville et Dauge, Fabre,
Fouquet, Lustgarten, Marchal, Mendel, Riegel, Putnam,
Schenck, ainsi que nos deux observations de Lips... et
de Maurice L... Elles débutent en général brusquement,
à la suite d'un traumatisme, d'une émotion morale vive,
d'une attaque; leur durée est très variable et l'on ne
saurait donner aucune indication à cet égard. Le réta-
blissement de la motilité peut être aussi rapide que sa
disparition, ou bien, au contraire, les fonctions reviennent lentement, péniblement.

Les parésies commencent d'une façon plus insidieuse,
l'affaiblissement des membres inférieurs gagne de jour
en jour et peut aboutir aussi à l'anéantissement fonctionnel. Les paraplégies hystériques sont souvent
flasques; les réflexes des tendons rotuliens sont abolis,

comme chez Lips..., par exemple. L'état de la sensibilité des membres paralysés est variable, mais l'anesthésie est la règle. Cette insensibilité préexiste souvent; dans d'autres cas, elle s'établit d'emblée avec la paraplégie. Chez Lips..., l'anesthésie était primitivement totale. Chez les trois jeunes garçons observés par M. Riegel, la sensibilité est restée intacte; il en est de même chez le malade de M. Marchal. On ne constate aucun trouble du côté de la miction ni du côté de la défécation, les caractères différentiels de la myélite transverse sont donc nombreux.

Dans certains cas, la paraplégie au lieu d'être flasque devient spasmodique; les membres sont raides, les réflexes patellaires sont exagérés et la paralysie peut même se changer en contracture, comme chez un malade de M. Briquet. Un autre cas de ce genre, où l'on avait diagnostiqué un tabes spasmodique, qui se termina par la guérison, est rapporté par M. Mendel.

Hémiplégie hystérique. — Elle affecte, comme l'hémianesthésie, de préférence le côté gauche; elle peut être complète, mais l'hémiparésie s'observe fréquemment. Sur 6 cas d'hémiplégie hystérique masculine cités par MM. Debove, Fabre, Revilliod et Mathieu, la paralysie siégeait 4 fois à gauche et 2 fois à droite. Les muscles de la face sont toujours respectés dans l'hémiplégie hystérique, mais la langue est prise quelquefois, comme chez les malades de M. Revilliod. Le plus souvent les membres frappés sont flasques; cependant, l'élément spasmodique peut aussi entrer en jeu; c'est ainsi que, chez un de ses sujets, M. Revilliod a observé la trépidation spinale épileptoïde.

Des cas d'hémiparésie sont cités par MM. Briquet, Mouchet, Vigla, Petit et Maricourt.

La contracture peut succéder à l'hémiplégie d'origine hystérique, ce qui la rapproche de l'hémiplégie cérébrale consécutive à une lésion en foyer.

Contractures hystériques. — Il y a lieu de distinguer deux sortes de contractures, non qu'elles soient différentes en elles-mêmes, dans leur nature intime, mais suivant qu'elles apparaissent chez un sujet indubitablement et visiblement hystérique, ou chez un individu en apparence de santé parfaite. Chez les premiers, la contracture n'est qu'une des manifestations nombreuses qui se produisent dans le cours de la névrose; elle survient souvent dans des membres frappés auparavant d'anesthésie et de paralysie, ou se montre immédiatement après une attaque. C'est dans cette classe que nous devons ranger le malade de M. Thompson, qui présenta une parésie et une contracture des membres inférieurs, les pieds étant dans l'extension forcée; les deux cas de M. Maricourt, où l'hémicontracture succéda à une hémiparésie gauche; ceux de MM. Sevestre, Fabre, ce dernier avec paraplégie, hémiplégie droite, anesthésie, puis contracture; ceux de Briquet, de Raymond. M. Saundby rapporte, chez un peintre en bâtiments, un cas d'hystérie avec anesthésie et contracture des doigts à la suite d'une chute; ce malade est saturnin, mais, d'après l'auteur, le début permet de diagnostiquer l'hystérie.

A la seconde catégorie appartiennent les faits que l'on taxe, assez improprement du reste, *d'hystérie locale* (c'est la traduction littérale de l'expression anglaise *local hysteria*). Il s'agit ici, comme on le sait, de contractures plus ou moins durables, s'établissant subitement ou progressivement dans un membre, à la suite de traumatismes parfois insignifiants ou d'efforts musculaires exagérés. M. Charcot considère cette disposition morbide comme une sorte de *diathèse de contracture*. Nous n'avons pas la prétention de reprendre cette étude commencée par Brodie, nous tenons seulement à faire ressortir qu'une prédisposition semblable n'est pas étrangère au sexe masculin.

Un premier exemple frappant est celui du forgeron dont nous avons déjà parlé plusieurs fois, notamment à propos du traumatisme. Chez cet homme, la contracture du bras gauche, consécutive à une brûlure, n'apparut que sept semaines après l'accident, et n'atteignit pas de suite son maximum d'intensité. Elle durait depuis plusieurs mois et faisait tellement souffrir le pauvre patient qu'il demandait l'amputation de son bras. La guérison fut obtenue par l'élongation du nerf médian. Ce qui prouve bien que malgré le début on n'a pas affaire purement à de l'hystérie locale, ce sont les stigmates de la névrose, l'hémianesthésie gauche et le rétrécissement concentrique du champ visuel qui existaient chez ce malade.

Un second cas, qui mérite d'être rapproché du précédent, a été publié par M. Mossé. Il s'agit d'un homme de 32 ans qui avait eu à plusieurs reprises des attaques de nerfs, et qui fut atteint tout à coup d'une contracture isolée du bras droit, alors que conduisant une voiture il ramenait les rênes vivement à lui pour retenir son cheval. Cette contracture très douloureuse dura trois jours. Il est de toute évidence que l'affection n'est pas chez ce malade simplement locale, puisqu'il avait déjà eu des attaques d'hystérie.

Dans le même ordre d'idées, M. Mossé rapporte, chez un garçon de 15 ans, un cas de coxalgie consécutive à une chute sur la hanche. La guérison arriva subitement deux mois après l'accident, au moment où le malade essayait, sur le conseil de son médecin, de faire un peu de gymnastique. Malheureusement, le jeune homme ayant fait une nouvelle chute trois jours après, la contracture reparut dans la même articulation. Le sixième jour il était aphasique. La sensibilité n'a pas été bien examinée et l'observation n'est pas terminée, mais l'hystérie est bien générale aussi dans ce cas.

M. Newton Shaffer a observé un garçon de 12 ans, très studieux, aux goûts efféminés, qui fut atteint d'une arthrite hystérique à la suite d'une chute sur le genou. Il existait concurremment une atrophie musculaire de la cuisse et de la jambe, qui aurait pu dérouter le chirurgien sur la nature de l'affection si la guérison n'avait eu lieu spontanément.

M. Dessau cite, chez un garçon de 13 ans, une contracture du genou accompagnée de perte de la parole et de toux aboyante, sans autre cause connue qu'une anémie profonde.

Un pied bot hystérique avec contracture en varus, chez un enfant de 11 ans, a été observé par M. Roberts. Il guérit subitement.

Rappelons encore le cas étudié par M. Debove chez un jeune homme qui eut plus tard des hémoptysies d'origine nerveuse. Voici le fait : le nommé G..., alors âgé de 16 ans, de tempérament névropathique, saisit son frère au collet dans un moment de colère provoqué par une discussion trop animée. Aussitôt ses doigts se crispent convulsivement, il lui est impossible d'ouvrir la main pour lâcher l'étoffe qu'il enserre malgré lui. Cet état de contracture se maintint pendant plus d'une heure, puis cessa subitement.

Mentionnons enfin le bel exemple de diathèse de contracture publié par M. Lecocq. Le sujet en question est un homme de 21 ans, très petit, à tête de crétin et taré par l'hérédité ; il avait été surnommé l'athlète à cause de sa puissance musculaire. Il fut atteint d'abord de crampes et de raideurs en faisant des poids, puis il eut une contracture permanente des membres inférieurs avec pied bot hystérique et phénomène très passager de trépidation épileptoïde. L'hyperesthésie et l'hyper-excitabilité musculaires étaient telles que la moindre irritation cutanée amenait la tétanisation générale.

Troubles viscéraux. — L'hystérie ne simule pas seulement les affections organiques du système nerveux, elle peut faire croire, dans bien des cas, à une maladie chronique ou même aiguë des autres appareils internes de l'économie. Il n'entre point dans notre tâche de suivre minutieusement la névrose, pas à pas et organe par organe ; une vue plus générale nous suffira pour montrer que l'homme n'est pas exempt de ces formes souvent insidieuses.

Troubles de la respiration. — La *toux hystérique*, avec ses caractères bruyants, rauques ou criards, a été signalée maintes fois chez de jeunes garçons. Dans les cas de MM. Dessau, Mendel, Wilks, Roberts et Russell, il s'agit de toux aboyante. Le petit malade de M. Roberts a été pris de cette toux en imitant inconsciemment sa sœur atteinte du même symptôme. La mère de ces enfants était hystérique. Un garçon de 11 ans, observé par M. Senator, imitait le cri des animaux. M. Lanoaille de Lachèse a publié l'observation d'un cultivateur de 22 ans qui, d'abord aphone, fut pris d'une toux rauque essentiellement nerveuse. Le malade cité par M. Russell présentait des symptômes spasmodiques si violents que la contracture de la glotte provoquait des attaques de dyspnéè.

Les *hémoptysies nerveuses* qui sont souvent considérées chez les femmes hystériques comme supplémentaires du flux cataménial supprimé, ont pu faire croire chez l'homme à la phthisie. M. Debove rapporte à ce sujet un cas intéressant chez un étudiant en médecine atteint de bronchite déclarée spécifique, avec crachements de sang et sueurs nocturnes. Il y avait en même temps un certain degré de congestion pulmonaire et l'on avait prononcé un pronostic fatal. Or, il s'agissait simplement d'un hystérique avec hémianesthésie et hémiplégie droites.

Des cas analogues pouvant simuler la tuberculose sont encore cités par MM. Fabre, Raymond, Mossé, Huchard, Brousse et Siredey. M. Mossé a fort bien analysé, dans son mémoire, l'état actuel de la question. Il est important de remarquer que cette forme pulmonaire de la névrose peut être sa première manifestation, ce qui contribue doublement à égarer le clinicien. Les phénomènes thoraciques s'atténuent souvent lors de l'apparition des attaques convulsives, et cette fausse phthisie est en quelque sorte une forme larvée de l'hystérie.

Troubles de la digestion. — La gastralgie et l'épigastralgie sont excessivement communes, nous les avons déjà mentionnées. Les appétits bizarres et dépravés,

connus sous les noms de pica et de malacia, sont relatı-
vement moins fréquents chez l'homme que chez la
femme. Les sujets que nous avons observés préfèrent
en général les aliments nutritifs et sains aux substances
aigres et salées. Rig..., cependant, affectionne particulièrement une nourriture acide.

Les vomissements et les crises gastriques existent
chez l'homme. Gui... en a souffert à plusieurs reprises.
M. Fouquet, dans sa thèse inaugurale, rapporte trois cas
de troubles gastriques très accusés. Le premier concerne
un garçon de 10 ans atteint d'œsophagisme et de vomissements ; le second, un enfant de 9 ans, présentant
des spasmes du cardia et des vomissements incoercibles.
Le troisième sujet est un homme vigoureux, âgé de 35
ans, tourmenté par des spasmes convulsifs du dia-
phragme et par des vomissements incoercibles.

Tympanite. — Un enfant de 11 ans, observé par
M. Langaard, était atteint de météorisme et de vomissements qui auraient pu faire songer à une inflammation
du péritoine. Ces cas sont bien connus chez la femme
sous la dénomination de pseudo-péritonite.

Troubles des organes génito-urinaires. — Nous avons
déjà parlé de l'appareil génital. Du côté des reins,
M. Raymond cite un cas d'anurie chez un serrurier de
25 ans. La polyurie permanente est rare de même que
la rétention d'urine. L'incontinence nocturne d'urine,
dont Trousseau avait fait une sorte de névrose, appartient plutôt aux antécédents qu'aux symptômes des hystériques. Elle existe pourtant dans certains cas.

Nous ne pouvons quitter le chapitre de la symptoma-
tologie sans signaler quelques cas d'une forme tout à
fait particulière de l'hystérie, qui se rencontre aussi

chez l'homme, ainsi que l'a fort bien démontré M. Klein. C'est de la *chorée rhythmique hystérique* que nous voulons parler.

Un des cas cités par Bonnemaison est très frappant. Il a rapport à un homme de 60 ans qui, issu d'une mère hystérique, était atteint de chorée saltatoire, gesticulatoire et écholalique. Il présentait des mouvements rhythmiques et systématiques des doigts et des jambes; il répétait pendant ses crises le même mot avec une grande rapidité.

Un malade de Michea avait un tremblement unilatéral occupant les membres du côté droit. Pendant les attaques, la phase du clownisme et des grands mouvements dominait la scène.

Un sujet de M. Revilliod avait un tremblement rhythmique du bras droit.

Un malade cité par M. P. Richer avait des attaques de chorée ressemblant à la grande hystérie.

Un enfant de 9 ans, dont parle M. Wilks, était atteint de chorée malléatoire.

Des mouvements choréiformes des membres ont été encore observés par MM. Mendel et P. Richer chez des adolescents.

Rappelons ici les tremblements réguliers présentés par Gui... et Lips...

CHAPITRE V

DIAGNOSTIC

Bien que l'hystérie ne soit plus pour nous une maladie protéiforme, il n'en est pas moins vrai qu'elle revêt des aspects si variables et si multiples qu'un diagnostic différentiel d'ensemble n'est guère possible. Du reste, nous n'avons pas à reprendre l'étude du diagnostic de cette maladie chez la femme. Ce tableau, qui a été tracé par des maîtres, s'applique sans aucune restriction au sexe masculin.

Le point essentiel et capital, la clef de voûte de l'édifice, nous espérons l'avoir une fois de plus établi d'une façon péremptoire; c'est l'existence de l'hystérie chez l'homme. Le clinicien intimement convaincu de ce fait ne sera qu'assez rarement dans le doute pour poser son diagnostic. Si la névrose a été et est encore si souvent méconnue, la faute n'en doit être rapportée ni à des difficultés insurmontables, ni au manque de netteté symptomatologique. En général, c'est la question de principe, de parti pris, de théorie pure, qui a dérouté le pathologiste.

Les partisans des doctrines génitales chez la femme, n'ayant pas voulu voir à la lumière de la vérité, se sont égarés dans des raisonnements spécieux, alors qu'il suffisait d'une saine observation pour se rendre à l'évidence. Ils ont préféré admettre que l'hypochondrie chez l'homme était l'analogue de l'hystérie dans l'autre sexe ; or, rien n'est plus foncièrement erroné.

Dans son traité : *Des maladies du cerveau et de l'innervation*, M. Audiffrent, d'après le célèbre philosophe positiviste Auguste Comte, décrit l'hystérie comme une névrose encéphalique, mais il en détermine le siége exact dans l' « organe cérébral de la maternité ». Que devail-il résulter de cette pétition de principe, de cette hypothèse où l'auteur a volontairement négligé des faits qui lui sont absolument contraires, parce qu'ils étaient en petit nombre? Ses conclusions vont nous l'apprendre; voici ses propres paroles : « La théorie que nous venons de donner de l'hystérie ne permet pas d'admettre que cette maladie puisse exister chez l'homme. Les cas d'hystérie que l'on dit avoir constaté chez lui ne sont que des cas d'hypochondrie ou de mélancolie. » Et plus loin, en citant les observations d'hystérie masculine rapportées par Landouzy, il ajoute : « Voilà tout ce que possèdent les annales médicales pour maintenir une opinion qui se trouve en désaccord avec les raisonnements les plus plausibles. » Il n'est pas surprenant qu'avec une pareille méthode médicale, on arrive à rejeter un diagnostic qui saute aux yeux.

C'est ainsi que beaucoup d'auteurs qui s'occupent d'hypnotisme et principalement de la suggestion hypnotique, refusent à leurs sujets la qualification d'hystériques, parce que, disent-ils, les mêmes résultats peuvent s'obtenir chez l'homme. Leurs expériences cependant, sont une preuve éclatante d'une anomalie cérébrale fonctionnelle, d'une instabilité psychique, caractérisant si souvent la névrose. Nous savons en effet que l'hystérie n'est pas nécessairement une maladie convulsive et bouleversante, il y a des degrés moins saisissants mais réels, et ce sont justement là les cas les plus appropriés aux études psychologiques. Les hystéro-épileptiques tombent généralement en attaque sous l'influence hypnotique, ainsi que nous l'avons constaté chez nos malades, avec M. Ch. Féré.

Les premières causes d'erreur dans le diagnostic de l'hystérie virile se rattachent à des préjugés dont il est temps de faire table rase, les autres écueils seront évités en suivant de point en point les préceptes indiqués pour arriver le plus sûrement au but, lorsqu'il s'agit du sexe féminin.

PRONOSTIC

Nous aborderons cette question délicate avec toute la prudence et la réserve dont on aurait tort de se départir en pareille occurrence. Il nous paraîtrait prématuré, dans l'état actuel des choses, de nous prononcer sur certains points insuffisamment élucidés.

Le pronostic de l'hystérie masculine ne se présente pas comme un tout bien limité, ses causes de variabilité dépendent de circonstances nombreuses, dont nous examinerons les principales. En première ligne, nous inscrirons l'influence de l'âge.

7

Il est ressorti de notre étude comparative que le pronostic de la névrose était d'autant plus bénin que le malade était moins avancé en âge. Mais comme les observations ont souvent été publiées avant la terminaison de la maladie, cette partie importante, capitale, de l'histoire pathologique nous a de la sorte échappé.

Chez les jeunes garçons, où la maladie atteint son maximum de fréquence, les accidents disparaissent, dans la règle, assez rapidement sous l'influence du traitement. La maladie chez eux ne semble pas avoir encore pris pied dans l'organisme. C'est ce qui est arrivé pour Delp... (obs. IX), qui a eu deux grandes attaques et n'a pas manifesté d'autres symptômes depuis. Au contraire, chez Maurice L..., la ténacité de l'hystérie est remarquable vu son jeune âge, il est vrai que l'un des éléments nécessaires du traitement lui manque absolument, c'est l'isolement. Son frère, par contre, a été rapidement débarrassé de tout phénomène morbide.

Si l'on tient compte, et c'est nécessaire, de l'influence énorme de l'hérédité, on ne peut guère nourrir l'espoir d'une guérison définitive et radicale; l'avenir seul pourra nous éclairer sur les récidives probables. Parmi les cas connus, de semblables rechutes n'appartiennent pas aux raretés, elles sont toujours à craindre. Cependant, ainsi que M. Briquet l'a fait remarquer, l'hystérie dans la règle s'use avec l'âge, et l'analogie paraît complète sous ce rapport entre les jeunes filles et les adolescents. Le revers de la médaille, le contre-coup fatal n'est pas douteux non plus, lorsque la névrose ne s'use pas, elle s'aggrave, ce qui s'applique parfaitement à l'homme.

En général, quand l'hystérie fait son apparition chez un sujet en pleine force virile, de 25 à 35 ans, elle s'établit d'emblée sérieusement, et ne cède qu'imparfaitement, ou même pas du tout, aux agents qui en avaient rapidement raison chez le jeune garçon. Ce fait d'ailleurs est fort simple, car on peut admettre que l'organisme, qui a lutté et résisté pendant longtemps, ne succombe souvent qu'à l'accumulation des causes déterminantes, et la chute est d'autant plus grave. Dans d'autres cas, où l'hérédité a été directe, similaire et homochrone, il est permis de supposer que sa puissance était si forte qu'elle a transmis par cela même la gravité du mal. Cette explication s'applique aussi à certains jeunes garçons chez lesquels la tendance vers la guérison est faible.

A côté de cet élément général fourni par l'âge, le pronostic ne peut être que spécialisé aux formes de la maladie et aux cas particuliers ; ici, surgissent des difficultés insurmontables. A ce point de vue, ce qu'il importe avant tout de considérer, ce ne sont pas tant les allures saisissantes de la névrose que ses stigmates invétérés. Parmi ceux-ci, l'hémianesthésie sensitivo-sensorielle complète, le rétrécissement concentrique prononcé du champ visuel avec transposition à l'extérieur du cercle du rouge et la dyschromatopsie feront porter un pronostic plus sérieux, que des attaques intempestives chez un sujet ne présentant aucun trouble permanent.

Quant à se prononcer sur la durée probable de ces phénomènes ou sur celle d'une contracture, d'une paraplégie, d'une hémiplégie, d'une chorée rhythmique, d'une aphasie, c'est chose ordinairement impossible. Elle peut

être de quelques heures, de quelques jours ou de quelques
années. Malgré tout, et même dans les cas graves, le
diagnostic exact de l'hystérie jette un jour favorable sur
le pronostic, qui n'est jamais fatal. Rappelons à cet
égard le cas de M. Macario; il s'agissait d'une paralysie
chez un homme auquel par suite d'une erreur de diagnostic, on avait pronostiqué une mort prochaine; huit
jours après, le « moribond » était guéri.

Nos malades, qui ne se trouvent pas il est vrai dans
des conditions très favorables de traitement, puisqu'ils
ne peuvent être isolés d'une façon absolue, ont des
chances de guérison qu'il nous est bien difficile
d'apprécier. Delp... et Philippe L... sont les seuls qui ne
présentent plus aucun symptôme hystérique. Lips...,
resté huit mois paraplégique, commence à marcher
depuis la fin de février; Maurice L... va mieux, mais
est loin d'être guéri; les autres ne se sont pas sensiblement modifiés depuis longtemps; l'amélioration peut
venir d'un jour à l'autre, mais le pronostic n'en reste
pas moins sérieux, nous ne pouvons pas préciser.

En résumé, l'hystérie chez les garçons paraît moins
tenace que chez les jeunes filles; cette différence
n'existe plus chez les adultes.

TRAITEMENT

Nous ne dirons que quelques mots de la question
thérapeutique, cette étude n'étant nullement spéciale à
l'hystérie masculine, nous entraînerait hors des limites.

que nous nous sommes tracées et nous exposerait à des redites inutiles.

Les trois principaux moyens auxquels il convient de s'adresser dès le début pour lutter si possible contre l'établissement à poste fixe de l'état hystérique sont : l'*électrisation statique*, l'*hydrothérapie méthodique* et l'*isolement*.

L'électrisation se fait à l'aide de machines à plateaux de verre et de caoutchouc durci, les malades étant isolés du sol sur des tabourets à pieds de verre. Les patients se trouvent ainsi plongés dans une sorte de milieu, d'atmosphère électrique (cette expression, quoiqu'impropre, donne une idée de la différence entre l'électricité statique et l'électricité dynamique) où ils doivent être laissés pendant un temps excessivement variable suivant les cas : de dix minutes à deux ou trois heures. C'est par l'habitude et le tâtonnement que l'on arrive à déterminer la durée la plus salutaire.

L'hydrothérapie doit être appliquée méthodiquement; la douche en pluie sur la tête est nuisible, il faut avoir recours aux douches en jet brisé sur la partie supérieure des cuisses, sur le bas ventre et sur la colonne vertébrale. Cette opération devra durer en moyenne une vingtaine de secondes.

L'influence de l'isolement, si hautement et si éloquemment préconisé par M. Charcot, est capitale ; on relira avec un intérêt palpitant la récente leçon faite à ce sujet par ce grand Maître. Dans les villes importantes, les établissements d'hydrothérapie présentent en outre sous ce rapport des avantages incomparables, en plaçant les malades dans les conditions les plus favorables pour leur prompte guérison.

L'opium et les antispasmodiques ne répondent que rarement à ce que l'on serait en droit d'attendre d'eux.

Un traitement tonique et reconstituant sera dans bien des cas institué avec avantage.

Rappelons encore l'inefficacité du bromure de potassium.

Il ne faut pas oublier que la compression des points hystérogènes pendant l'attaque est fréquemment un précieux moyen pour enrayer les phénomènes convulsifs.

CONCLUSIONS GÉNÉRALES

1° La névrose hystérique peut être considérée comme une anomalie vibratoire moléculaire des cellules cérébrales.

2° L'hystérie est loin d'être rare chez l'homme.

3° L'hérédité est la principale circonstance étiologique prédisposante de l'hystérie masculine.

4° Le traumatisme est la plus active des causes occasionnelles.

5° La maladie débute le plus souvent, dans le sexe masculin, entre 10 et 20 ans.

6° Les influences des professions, des latitudes, des climats, des races, de l'alimentation et de l'éducation sur le développement de la névrose sont très secondaires.

7° L'hystérie se présente chez l'homme sous les mêmes formes cliniques que chez la femme.

8° Les sujets mâles sont en général violents et en proie à des idées noires pendant leurs attaques; les phases gaies sont rares.

9° La ténacité et la fixité des symptômes sont souvent remarquables.

10° Le pronostic est d'autant plus grave que les stigmates sont plus prononcés et le malade plus avancé en âge.

CHAPITRE VI

OBSERVATIONS

OBSERVATION I (personnelle)

Gui..., Louis, âgé de 28 ans, serrurier.

Antécédents de famille. — *Grand-père paternel* asthmatique mort à 80 ans. *Grand-mère maternelle* morte à 68 ans d'un cancroïde du nez. *Père* mort à 48 ans de gangrène pulmonaire (?); il était d'un caractère vif et emporté, buvait beaucoup d'absinthe ; il avait eu 18 frères et sœurs ; aucun d'eux n'a été atteint de maladies nerveuses. *Mère* bien portante, calme, pas de névropathes dans sa famille ; a eu huit enfants, dont six morts en bas âge, parmi eux une petite fille est morte à 3 ans, après avoir souffert de convulsions dentaires. *Frère* colère, tempérament du père.

Antécédents personnels. — Jamais de maladie grave dans l'enfance. Pas d'onanisme. Il apprenait bien à l'école, où il a obtenu un certain nombre de récompenses. Gui..., qui a toujours eu un caractère doux, comme sa mère, est entré en apprentissage à 12 ans ; jusqu'à cet âge, il ne pouvait rester seul sans avoir peur. Il se conduisait bien chez son patron et devint ouvrier habile dans sa profession ; plusieurs médailles lui ont été décernées à l'occasion de sortes de chefs-d'œuvre. Vers l'âge de 16 ans, il commença à se déranger, passant quelquefois deux ou trois nuits au bal. Malgré ces expéditions nocturnes, qui étaient faites aux dépens de son sommeil, il travaillait le lendemain aux mêmes heures que d'habitude, sans en éprouver d'ailleurs aucune fatigue. A cette époque, il était sobre ; cela ne dura pas, car à 19 ans il se mit à boire, se consacrant surtout à Bacchus, ne prenant ni absinthe ni liqueurs fortes. Il avait aussi un goût immodéré pour les femmes.

En 1874, il eut deux chancres, à la suite desquels il fut atteint de maux de gorge et de plaques muqueuses à l'anus ; ses cheveux tombèrent.

En 1877, il entra au service militaire; ayant tiré au sort un bon numéro, il ne resta qu'un an sous les drapeaux. Il buvait toujours comme de plus belle.

Dans la première semaine de janvier 1879, s'étant engagé dans une mauvaise affaire, il reçut un coup de couteau dans l'œil gauche et rentra chez lui, où il se soigna seul pendant quinze jours. Il souffrait de si violents maux de tête qu'il se décida à aller consulter M. le professeur Panas, qui l'admit dans son service, à l'Hôtel-Dieu, le 29 janvier. Le 3 février, l'œil, qui était complètement perdu, fut énucléé par crainte de troubles sympathiques. Il quitta l'hôpital le 6 mars et recommença son travail, menant toujours une conduite assez désordonnée.

En avril 1882, posant un balcon à la fenêtre d'un troisième étage, il fit un faux pas et tomba en dehors. Dans sa chute il réussit à se retenir un peu à des échafaudages, mais les mains lâchèrent par suite de la vitesse acquise, et il arriva sur le sol les pieds les premiers ; la commotion fut si forte qu'il tomba à la renverse et perdit connaissance. Il fut immédiatement transporté dans une pharmacie et, de là, à l'Hôtel-Dieu, où il revint à lui au bout d'une heure ou deux. Il fut mis de nouveau dans le service de M. Panas. Il n'avait ni fracture du crâne, ni plaie à la tête, mais il souffrait beaucoup, et resta 3 ou 4 jours avec des idées légèrement confuses. Les douleurs de tête étaient continuelles, il avait en même temps des bourdonnements dans les oreilles; malgré cela, l'appétit est resté bon. Tous ces symptômes se dissipèrent, mais le moignon de l'œil gauche était douloureux, et l'on excisa des bourgeons charnus qui s'étaient formés dans le cul-de-sac inférieur.

Gui... prétend qu'il n'a pas eu de symptômes nerveux durant son séjour à l'hôpital, mais les renseignements qui nous ont été donnés par M. de Lapersonne, alors chef de clinique de M. le professeur Panas, ne concordent pas avec ses affirmations. Il aurait eu, d'après son propre dire, car personne n'a été témoin des accidents, quatre attaques avec perte de connaissance, pendant lesquelles son corps est agité par des tremblements qui durent environ une heure. Il ne se mordait pas la langue et n'urinait pas sous lui. On lui ordonna 2 grammes de bromure de potassium. Il est sorti le 4 juin.

Le malade raconte du reste un fait analogue qui se serait passé avant sa chute. Tout à coup, au milieu de la nuit, il se mit à crier, ce qui réveilla sa mère, et demanda un couteau. C'est la première fois qu'il eut ses hallucinations. On fit appeler un médecin qui prescrivit du bromure. Le lendemain, il avait un vague souvenir de la chose, il se sentait quelque peu abattu et fatigué, mais il recommença son travail le surlendemain.

Depuis sa sortie de l'Hôtel-Dieu, Gui... s'était remis à l'ouvrage; c'est alors qu'il éprouva des vertiges. Ceux-ci le prenaient toutes les nuits jusqu'à 8 et 10 fois avant de s'endormir, au moment où il fermait les yeux. Le sommeil venu, il dormait tranquille jusqu'au matin. Il était sujet au même vertige le jour, s'il se couchait pour se reposer, ce qui lui arrivait lorsqu'il avait abusé de la danse et du vin. Il n'éprouvait rien tant qu'il s'amusait, la valse ne lui faisait pas tourner la tête. Il avait aussi en se couchant des idées lugubres, mais passagères, il pensait au suicide, à des enterrements, il voyait arriver des figures hideuses, grimaçantes, horribles, il prenait peur et sautait sur son lit en criant : « Ah! ah! ah! » Ces hallucinations duraient quelques secondes et se répétaient plusieurs fois; il finissait par dormir tranquille. Il lui arriva pourtant une seconde fois de se mettre à crier au milieu de la nuit : il sauta sur son lit comme une personne effrayée, avec l'idée qu'on voulait lui faire du mal.

Depuis 7 ou 8 ans, Gui... est sujet à des crises gastriques accompagnées de douleurs et de vomissements, qui surviennent pendant et après les repas, le soir et le matin. Elles le tiennent huit à dix jours et disparaissent quelquefois pendant plusieurs mois.

En septembre 1883, ayant fait le lundi avec les camarades, il avait bu passablement lorsqu'il rentra déjeuner chez sa mère. Il sortit ensuite avec elle pour porter quelques paquets. Eprouvant encore le besoin de se désaltérer, il rejoignit ses amis et ne revint à la maison que vers 4 heures; se sentant fatigué et la tête lourde, ce qui n'avait rien de bien surprenant, il se jeta tout habillé sur son lit. Tout à coup, il se mit à parler, à crier et à jurer, sa face était congestionnée, puis il fut pris de convulsions pendant lesquelles il déchira le papier du mur avec ses ongles, ainsi que l'édredon avec lequel sa mère essayait de le couvrir. Il donnait des coups aux personnes qui le retenaient. Le médecin n'est arrivé qu'après la crise, dont Gui... n'avait gardé aucun souvenir.

La semaine suivante, il alla consulter M. Luys, qui lui ordonna huit grammes de bromure de potassium par jour. Il n'a pas voulu entrer à l'hospice et préféra continuer son travail, malgré de fréquents maux de tête.

A la fin de 1883, il est tombé subitement dans la rue, c'était la première fois qu'un vertige le prenait ainsi. Il s'est relevé presque aussitôt, sans savoir ce qui lui était arrivé.

Le 20 février 1884, voyant que ses hallucinations nocturnes ne s'amélioraient pas, il s'est décidé, sur le conseil de M. Luys, à entrer à la Salpêtrière.

Vers le mois d'avril, il s'est levé et a demandé un couteau, mais de suite il revint à lui et se rappela ce qu'il avait dit. Une autre fois, il s'est levé de même en appelant au secours; il croyait se battre. Au commencement de juillet, il a senti après son repas le sang lui monter à la tête, ses tempes battaient violemment, il avait des bourdonnements d'oreilles et entendait des bruits comme des coups de canon; il éprouvait en outre une constriction pénible de la poitrine, une gêne de la respiration et un sentiment de vertige. Il perdit alors connaissance et se raidit en grinçant des dents, il n'a pas eu de grands mouvements. Depuis cette époque, il eut une crise analogue presque chaque jour après son dîner. Le 14 juillet, ayant obtenu une permission, il découcha et ne rentra que le lendemain; les crises continuèrent comme précédemment jusqu'au 22, où il eut une attaque violente, et cette fois avec grands mouvements; on fut obligé, pour le maintenir, de mettre des planches de chaque côté de son lit, mais il en cassa trois et finit par tomber sous le lit de son voisin; c'est là qu'il revint à lui. Sa vue s'était éteinte, il ne pouvait distinguer que le jour de la nuit; il s'est mis à pleurer. Cet état est resté sans amélioration pendant un mois, et le mieux a commencé. Quelques jours après cette attaque, les yeux furent examinés par M. Parinaud, le champ visuel était rétréci concentriquement.

A partir de ce moment toutes ses attaques prirent ce caractère de violence extrême, elles revenaient presque chaque jour entre trois et quatre heures. On était obligé de lui mettre un manchon, des entraves aux pieds et de lui passer une sangle sur le corps; malgré cela, il a brisé cinq fois la barre de fer qui est au bout de son lit. En même temps, il s'aperçut peu à peu que son bras droit commençait à trembler; ce tremblement a augmenté pendant un mois, et depuis lors il est resté stationnaire au même degré qu'aujourd'hui. — Le goût, l'odorat et l'ouïe ne paraissent pas avoir été atteints.

Depuis le 22 juillet, les vertiges et les hallucinations ont complètement cessé. Au mois d'août, M. Luys l'ayant pincé du côté droit, il ne s'en aperçut pas; il était hémianesthésique. Au mois de septembre, il a uriné une fois au lit pendant une attaque. Depuis octobre, les attaques sont moins périodiques, il lui arrive d'en avoir deux dans une journée et de rester ensuite 3, 4 et même jusqu'à 6 jours sans crise. En revanche, les prodromes sont plus accentués, il a le sentiment d'une boule qui remonte depuis le testicule et qui l'étouffe, il a aussi des douleurs épigastriques aiguës qui continuent quelquefois après l'attaque.

15 janvier 1885. Etat actuel. — Gui... est un homme de petite taille, assez fort, à la chevelure et à la moustache blondes, au teint pâle; sa physionomie est intelligente, son caractère est doux mais émotif. Il ne présente aucun vice de conformation, les testicules sont dans les bourses. Il parle vite et sans difficulté. L'œil gauche a été énucléé. La pupille droite réagit bien sous l'influence de la lumière et de la convergence.

Le membre supérieur droit est agité par un tremblement continuel qui occupe la main, l'avant-bras et le bras. Cette agitation se compose de mouvements alternatifs de flexion et d'extension, principalement dans le poignet, les doigts pris séparément ne se déplacent pas les uns par rapport aux autres. Ce tremblement est régulier et assez rapide.

Sensibilité. — La moitié droite du corps est complétement insensible à la piqûre, en outre les sensations du froid et du chaud ne sont pas perçues. Cette hémianesthésie dépasse d'environ quatre centimètres la ligne médiane sur le cuir chevelu, mais sur la figure et sur le tronc, elle est bien limitée à cette ligne. Nous ne constatons pas, à proprement parler, de clou hystérique sur le vertex, mais le malade nous dit que sur un point, très restreint d'ailleurs, du pariétal gauche, immédiatement en dehors de la zone d'insensibilité, une pression un peu forte produit une certaine douleur et un sentiment de vertige, sans toutefois provoquer d'attaque. Il prend des précautions lorsqu'il se passe un peigne dans les cheveux pour éviter une compression toujours pénible de cette partie.

Gui... présente en outre une zone hystérogène tout à fait caractéristique qui occupe le testicule droit, le cordon spermatique du même côté et la région qui correspond à l'ovaire chez la femme. Cette zone est le siége d'une hyperesthésie excessivement vive et le malade en redoute l'examen à la palpation, une pression suffisante amène immédiatement et toujours les phénomènes de l'aura, et l'attaque survient ensuite.

Les *organes des sens* sont pris aussi du côté droit. La *vue*, qui s'était éteinte subitement en juillet dernier, est revenue peu à peu, mais elle est encore bien mauvaise. Gui... ne reconnaît pas les personnes qui lui parlent, il ne peut pas compter les doigts à la distance de 20 centimètres. Les couleurs ne sont pas perçues, même le rouge. En somme, il ne distingue guère que le jour de la nuit. Le champ visuel est considérablement rétréci, ainsi que l'on peut s'en convaincre par la figure ci-contre.

L'*ouïe*, qui est normale à gauche, est très affaiblie à droite, où il n'entend le tic-tac de la montre qu'à une distance de 2 à 3 centimètres. La transmission osseuse du son existe, mais elle est très imparfaite de ce même côté. Le conduit auditif gauche étant fermé avec le doigt, Gui... entend et comprend encore ce qu'on lui dit sans baisser la voix.

L'*odorat* est aboli à droite, le malade ne sent pas avec cette narine l'acide sulfureux dégagé par une allumette en combustion. L'autre côté ne présente rien de spécial. La moitié droite de la langue ne perçoit pas les *sensations gustatives*, le sulfate de quinine ne lui paraît pas désagréable, ce qui n'est pas le cas à gauche. Gui... a perdu la notion du sens musculaire dans les membres anesthésiés. Il ne sait indiquer si sa jambe repose sur son lit ou non, il ne se rend compte de ses déplacements que par le contrôle de sa main gauche. En résumé, l'hémianesthésie sensorielle est générale, sinon absolue.

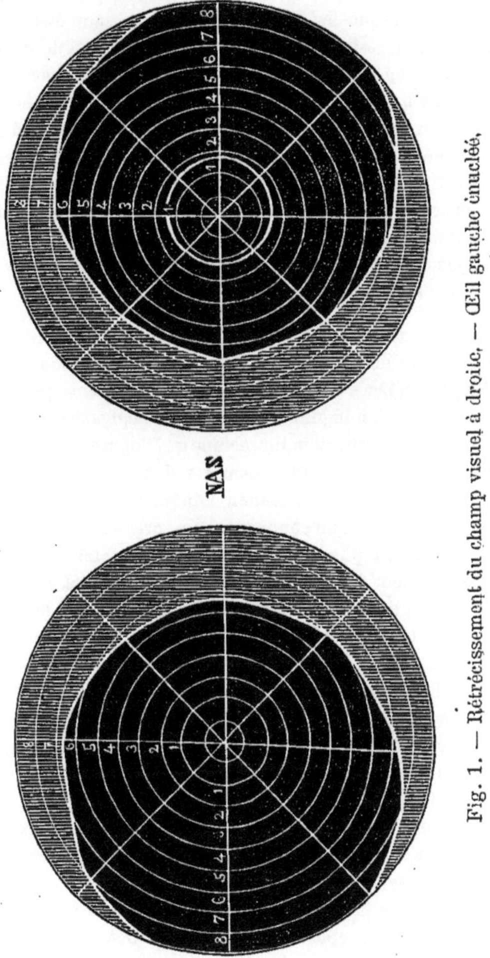

Fig. 1. — Rétrécissement du champ visuel à droite. — Œil gauche inucléé.

Un essai de transfert fait le 31 janvier n'a pas eu de résultat malgré l'application d'un aimant à plusieurs lames, pendant une heure un quart, au niveau de l'avant-bras droit.

Mouvements. — Ils sont tous conservés sans aucune diminution de force. Il presse au dynamomètre 50 kilos de la main gauche et 65 de la droite. Lorsque les membres inférieurs sont étendus et que l'on dit au malade de résister à la flexion, il est impossible de les plier. Les muscles ne sont pas atrophiés, et leurs saillies se dessinent nettement sur la peau, il n'y a pas de différence entre les deux côtés. Les réflexes rotuliens et crémastériens sont normaux, le phénomène du pied n'existe pas.

L'état général est satisfaisant, Gui... mange de bon appétit et n'a pas de prédilection spéciale pour les aliments acides; il n'a pas eu de crise gastrique accompagnée de vomissements depuis une quinzaine de jours. L'auscultation du cœur ne révèle aucune lésion valvulaire, les artères ne sont pas calcifiées. Le murmure respiratoire est vésiculaire. Pas de troubles de l'appareil génito-urinaire.

Description des attaques. — Gui... présente les symptômes les plus caractéristiques de la grande hystérie. Les attaques sont toujours précédées des phénomènes de l'aura testiculaire, il sent quelque chose qui remonte de la région inguinale droite vers l'épigastre; il éprouve alors un sentiment de constriction thoracique qui l'oppresse; ses tempes battent violemment, il a des bourdonnements d'oreilles et entend des bruits sourds comme des coups de canon lointains. La tête lui tourne, il perd connaissance et l'attaque commence. La première période (épileptoïde) est peu nette. La phase tonique n'est pas même esquissée dans les membres, elle se réduit à un fort grincement de dents. La phase clonique n'existe pas du tout, il entre presque de suite dans la deuxième période, qui est celle des grands mouvements; celle-ci se présente chez Gui... dans toute sa splendeur, c'est celle qui domine la scène de beaucoup. Nous assistons à une représentation acrobatique aussi belle que variée. Le malade s'agite violemment, il fait de grands mouvements désordonnés avec les jambes et les bras, qui sont tordus sur eux-mêmes, puis il se raidit subitement, la tête se renverse en arrière, les pieds sont dans l'extension forcée, le corps en entier s'incurve fortement, l'abdomen en avant, c'est-à-dire représentant la partie convexe de la courbe, le malade ne repose sur son lit que par la base du front et l'extrémité des pieds, il est en *arc de cercle* complet, en pont. (Fig. 2).

Après quelques instants, les grands mouvements recommencent; les membres inférieurs reposant sur le lit, le tronc se redresse et se fléchit fortement sur les cuisses, la tête se rapprochant des genoux, puis le corps retombe aussitôt en arrière et avec force sur le matelas. Ce sont les *salutations* qu'il répète plusieurs fois de suite avec rapidité. Le malade se raidit alors et fait *l'arc de cercle en avant,* les jambes sont dans l'extension, les cuisses étant fléchies sur le bassin, les bras sont ramenés en croix au devant de la poitrine, les poings sont fermés. (Fig.3).

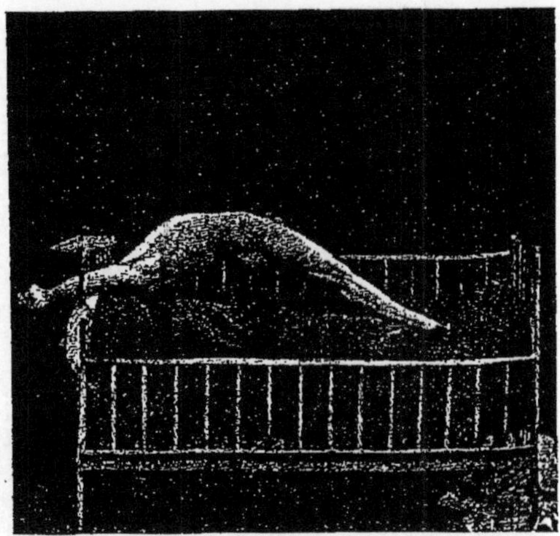

Fig. II. — Arc de cercle en arrière.

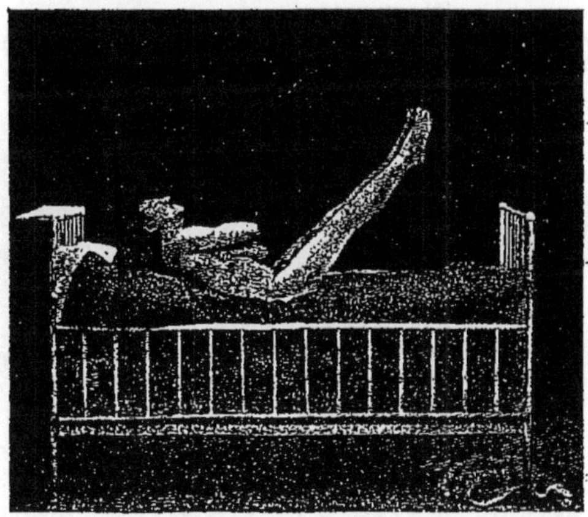

Fig. III. — Arc de cercle en avant.

Il retombe dans le décubitus dorsal, mais il se lance aussitôt en l'air le corps raide, comme pour faire une culbute en arrière, ses pieds décrivent un quart de circonférence dont la tête est le centre. Il s'arrête dans la position verticale, son poids total reposant sur la nuque et le sommet des épaules, qui servent de point d'appui, il se cramponne avec les mains aux barreaux de son lit, pour maintenir cet équilibre éminemment instable (*attitude illogique* de M. Charcot).

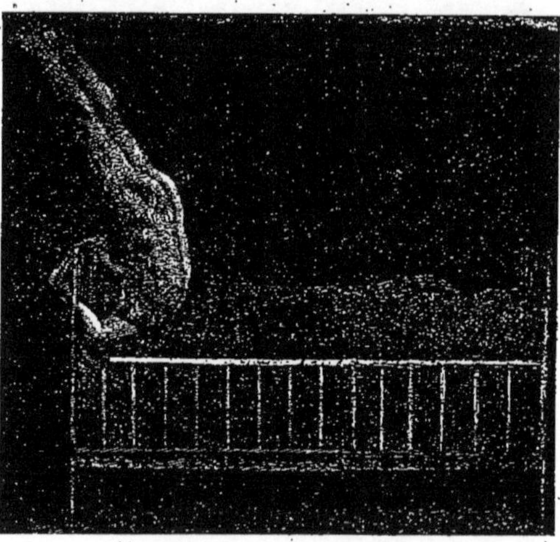

Fig. IV. — Attitude illogique.

De là, se rejetant dans sa position première, il prend l'*attitude du crucifiement*, les bras étendus de côté, la poitrine bombée, la tête dans l'extension.

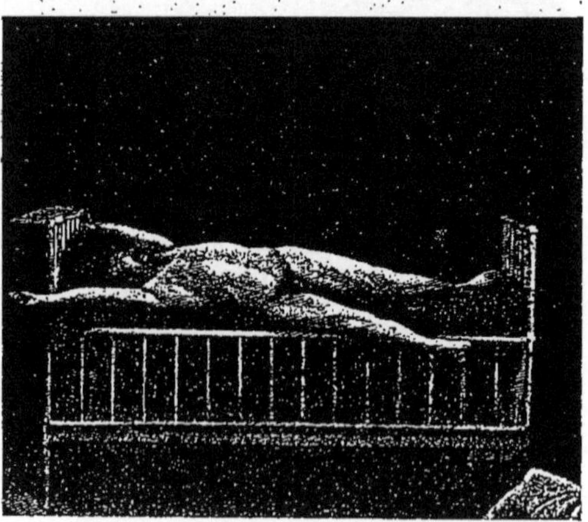

Fig. V. — Attitude du crucifiement.

Il fait aussi l'*arc de cercle de côté*, l'attitude générale du corps étant la même que pour l'arc de cercle en avant ou en arrière, le flanc servant dans ce cas de point d'appui.

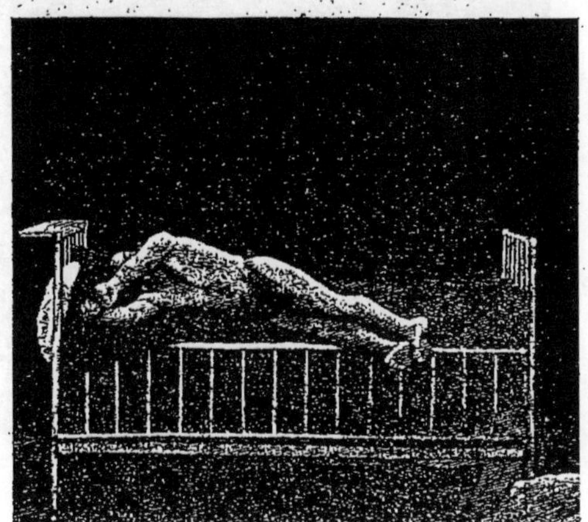

Fig. VI. — Arc de cercle de côté (en avant).

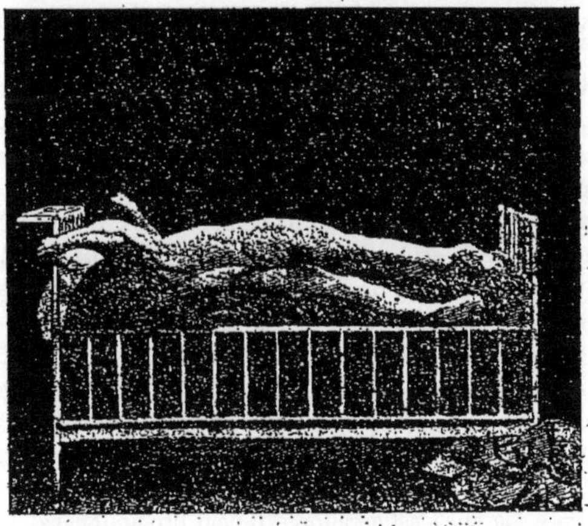

Fig. VII. — Arc de cercle de côté (en arrière).

Il répète plusieurs fois et sans ordre précis ces différents mouvements et ces diverses positions et tombe en résolution.

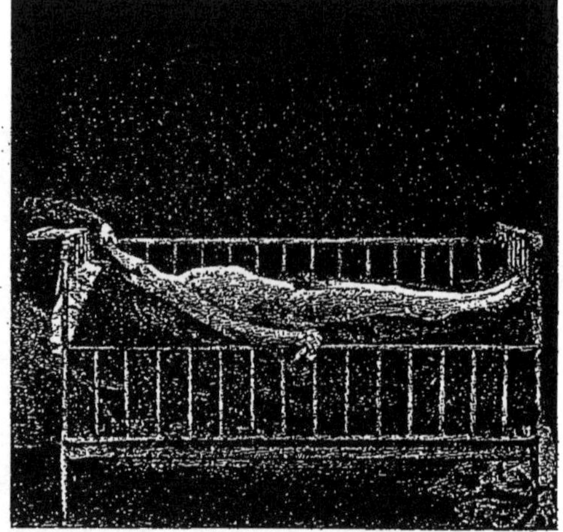

Fig. VIII. — Résolution. (1)

La période des *attitudes passionnelles* est peu marquée et courte, il émet quelques sons inintelligibles et cherche à saisir quelque chose avec ses mains. Gui... n'a jamais eu de *délire*. Pendant toute la durée de l'attaque, environ un quart d'heure, la respiration est saccadée et superficielle, le visage légèrement cyanosé. Lorsqu'il revient à lui, il fait une série d'inspirations profondes et demande à boire par gestes, car il est *aphasique* pendant quelques minutes; l'infirmière, qui sait cela, lui apporte de la tisane, dont il avale plusieurs verres avec avidité. On lui donne aussi son tabac, il se fait une cigarette et l'allume. Ce mutisme dure environ cinq minutes ; au bout de deux minutes, il peut dire oui indistinctement, c'est le seul mot, la parole revient ensuite complétement. La compression du testicule ou de l'épididyme à droite arrête les attaques.

Février. — Les attaques de Gui... ont toujours le même caractère, elles se répètent tous les deux ou trois jours. Le malade souffre en outre de crises gastriques très pénibles, suivies de vomissements après les repas.

Mars. — Gui... est resté aphasique pendant 6 jours (du 24 février au 2 mars), à la suite d'une attaque ; la parole est revenue après une forte crise. Quelques jours après, il a encore été privé de la parole pendant une journée. La vue s'est améliorée, il peut lire un journal, la perception du rouge est possible, et le champ visuel s'est un peu étendu. La force musculaire a augmenté, il presse au dynamomètre 80 kilos de la main droite et 65 de la main gauche.

Traitement. — Douches en jet et électricité statique.

---

1. Les clichés phototypiques que nous intercalons dans le texte ont été gravés d'après les photographies de M. Londe, par MM. Petit et Cᵒ.

OBSERVATION II (PERSONNELLE)

Gil..., Adolphe, né le 27 juin 1852. — Doreur sur métaux.

Antécédents héréditaires. — *Grands-parents paternels* inconnus. — *Grand'mère maternelle* morte à 83 ans asthmatique. — *Grand-père maternel* mort à 79 ans, paralysé; il buvait beaucoup. — *Père*, doreur sur métaux, était alcoolique, abusant surtout du vin blanc et de l'eau-de-vie, mort gâteux en 1882, à la suite d'une longue agonie. Il avait un caractère excessivement violent, colère, c'était un original exalté et présomptueux. Il promettait pour le lendemain une commande qui demandait 8 jours de travail, et recevait de travers les clients qui venaient chercher leur ouvrage avant qu'il fût terminé. — *Mère* morte d'angine de poitrine, était sujette à des crises nerveuses dans lesquelles elle criait et trépignait sur le sol. — Une *sœur* très nerveuse, s'irrite facilement. — Rien de spécial à noter dans les autres branches de la famille, pas de goutteux ni de rhumatisants.

Antécédents personnels. — Rougeole dans l'enfance, fièvre muqueuse à 12 ans et fluxion de poitrine à 14. Il urinait souvent au lit, ce qui l'avait fait surnommer pissenlit; accès de somnambulisme. Onanisme invétéré; il a commencé ses manœuvres insolites vers l'âge de 11 ans, et depuis cette époque il les a continuées tous les jours, quelquefois même deux fois en 24 heures. Depuis l'âge de 17 ans, il fréquenta les femmes, et malgré cela il se livrait, comme auparavant, à la masturbation. Son caractère est vif et emporté, il est intelligent et a obtenu plusieurs premiers prix à l'école. Il est d'un naturel peureux, en proie à des terreurs nocturnes.

A 13 ans, il entrait en apprentissage chez son père, qui n'employait pour la dorure que les procédés galvanoplastiques.

Vers 17 ans, sa conduite, qui jusqu'alors ne laissait rien à désirer, devint irrégulière; il se mit à boire, passant des nuits blanches dans les cabarets. Il avait un faible pour le vin blanc, dont il buvait parfois deux ou trois litres avant son déjeuner. Il ne tarda pas à présenter le tableau de l'alcoolisme : tremblements des doigts et vomissements le matin à jeun; la nuit, il était agité, se réveillait en sursaut, rêvant d'assassinats, de chutes. Il voulait crier, mais il ne le pouvait pas; malgré cela, l'appétit restait bon.

Il fut exempté du service militaire pour des varices assez volumineuses. — Pas de syphilis.

En 1872, se trouvant avec son père sur l'impériale d'un omnibus, il demanda à descendre parce qu'il se sentait indisposé. Il fut pris alors sans cause appréciable d'un vertige, vit tourner tous les objets qui l'environnaient et tomba sans connaissance. Il s'est débattu et n'est revenu à lui que dans une pharmacie voisine, où on l'avait transporté. Ramené chez lui en voiture, il s'est couché, et, le lendemain, étant complètement remis, il recommença son travail.

A partir de ce jour, les attaques ont toujours continué, il en avait au minimum deux par mois, mais il ne les sentait plus venir; il tombait subitement, tout à fait inconscient, sans être prévenu; il ne se mordait pas la langue et n'a jamais eu d'écume à la bouche. Ces attaques le prenaient généralement le jour; lorsqu'il en a eu la nuit, il lui est arrivé d'uriner au lit. Il se débattait si violemment que ses parents avaient jugé prudent de mettre des planches sur les côtés de son lit, pour le retenir pendant ses crises. Il ne déchirait pas ses draps.

D'année en année les attaques devinrent plus fréquentes, mais il ne cessa pas de boire malgré cela et continua son même genre de vie.

Le 5 novembre 1879, revenant du théâtre après s'être attardé dans les cafés, il fut attaqué par des voleurs qui lui portèrent un coup si terrible sur la tête qu'il tomba immédiatement sans connaissance. Transporté à l'hôpital de la Charité, l'interne de garde constata une plaie contuse vers le bord supérieur du pariétal droit, avec écoulement abondant de sang et décollement du cuir chevelu. Il ne revint à lui que le 7 au matin ; il avait les mains attachées, parce qu'il cherchait à enlever son pansement.

Trois semaines environ après cet accident, il eut un érysipèle qui commença par la figure et dura 9 jours. Forte fièvre 40°,2 et ganglions cervicaux engorgés. — Dans cet intervalle, il avait eu une attaque. — Il ne se rappelle rien de la période de son érysipèle.

Au commencement de janvier 1883, il fut envoyé en convalescence à Vincennes ; il n'y resta que 15 jours et préféra revenir chez ses parents. Deux mois après, il fut pris de maux de tête qui le tourmentaient presque chaque jour. Il ressentait d'abord une pesanteur, puis survenaient des battements dans les tempes. Les douleurs occupaient la moitié gauche de la tête et du front et la région sous-orbitaire du même côté. Elles ressemblaient à des coups sourds et profonds. Il se couchait pendant 3 ou 4 heures et se sentait bien. Depuis sa sortie de Vincénnes, ses attaques étaient précédées d'une aura consistant en battements dans les tempes, bruits lointains dans les oreilles et oppression épigastrique; elle est si courte que le malade n'a que le temps de s'asseoir ou de saisir quelqu'un par le bras. La nature des attaques n'avait pas changé, leur fréquence non plus, environ 7 à 8 par mois. Depuis le mois de mars 1882, il a cessé de boire par raison.

La céphalalgie persistant avec la même intensité, il se décida, le 15 février 1883, à entrer à l'Hôtel-Dieu, dans le service de M. Vulpian. Il fut surpris en apprenant que toute la moitié gauche de son corps était insensible, il ne s'en était nullement aperçu. On lui prescrivit de l'iodure et du bromure de potassium, ainsi que des potions au chloral, qui n'amenèrent aucun changement dans son état. Ses crises gardèrent toujours le même caractère et il quitta l'hôpital en mars 1884.

Au mois de décembre dernier, il se présenta à la consultation externe de la Salpêtrière et fut admis en janvier 1885 dans le service de M. le professeur Charcot.

Etat actuel. — Gil... est un homme blond, de taille moyenne, assez bien musclé, sa figure est pâle et mélancolique, sa parole est calme. Il ne présente aucun vice de conformation, le crâne est symétrique. Sur le cuir chevelu, la cicatrice de la plaie contuse que nous avons mentionnée est très visible. Les pupilles sont égales et réagissent normalement sous l'influence de la lumière et de la convergence. Les gencives n'offrent rien de particulier, nous ne trouvons aucun signe d'intoxication mercurielle professionnelle (doreur sur métaux, a manié du mercure pendant 5 ans). Lorsque les deux mains sont étendues, on remarque un léger tremblement des doigts qui ressemble tout à fait à celui de l'alcoolisme. La langue présente aussi quelques mouvements fibrillaires. Le malade se plaint toujours d'être en sueur.

Sensibilité. — La douleur à la piqûre et les sensations thermiques ne sont pas perçues sur toute la moitié gauche du corps. Cette hémianesthésie est complète et bien limitée à la ligne médiane, sauf au niveau du scrotum et du pénis ; ceux-ci sont sensibles dans toute leur étendue. En touchant avec le doigt la conjonctive gauche, les paupières se ferment, mais celles-ci sont absolument analgésiques ; la muqueuse seule de l'œil conserve un certain degré de sensibilité, de même que la cornée.

Zones hystérogènes. — Il n'y a pas de clou hystérique. De chaque côté, nous constatons au-dessous du mamelon une plaque d'hyperesthésie qui n'est pas tout à fait superficielle ; le contact léger de la peau n'est pas perçu, mais, dès qu'on appuie un peu plus fort, le malade fait un mouvement vif en disant qu'on le chatouille, sa mâchoire inférieure se met à trembler et il fait quelques inspirations profondes. La compression un peu prolongée et suffisamment forte provoque de suite les phénomènes de l'aura et l'attaque s'en suit. Gil... présente en outre les deux points pseudo-ovariens profonds.

Les *organes des sens* du côté gauche sont obnubilés. L'*ouïe* est notablement affaiblie, il n'entend le tic-tac d'une montre que lorsqu'elle est presque au contact de l'oreille. A droite, l'acuité auditive paraît presque normale, cependant la transmission osseuse du son est imparfaite de ce côté. A gauche, elle n'existe absolument pas.

Vue. — La vision est mauvaise à gauche, il a de la peine à distinguer deux doigts à la distance d'un mètre. Le *champ visuel est rétréci* de ce côté et le cercle du rouge est extérieur à celui du bleu. Pas de dyschromatopsie. L'œil droit est sain.

L'*odorat* est aboli à gauche, il ne sent pas l'ammoniaque. A droite, l'olfaction est normale. La moitié gauche de la langue est insensible aux *impressions gustatives,* il n'en est pas de même de l'autre moitié.

Le *sens musculaire* est très imparfait dans les membres anesthésiés, dont il ne sait indiquer la position, les yeux fermés.

Un essai de transfert d'une heure et demie, avec un fort aimant, n'a pas été couronné de succès.

Mouvements. — Ils sont tous possibles, mais la force du malade a diminué. Il ne presse au dynamomètre que 28 kilos à gauche et 53 à droite. Lorsque les membres inférieurs sont dans l'extension, il oppose une force suffisante si on lui dit de résister, pour empêcher une autre personne de fléchir la jambe sur la cuisse. La santé générale est bonne, mais ses névralgies le tourmentent toujours.

Attaques. — Elles sont précédées d'une aura céphalique de courte durée, battements violents dans les tempes et bourdonnements d'oreilles; quelquefois il a une constriction thoracique assez forte. L'attaque se compose des deux premières périodes. Gil... n'a jamais eu d'attitudes passionnelles ni de délire. La phase tonique est courte, il grince des dents et se raidit en tordant les bras, la phase clonique est peu marquée. La période du clownisme est bien nette, mais moins caractéristique que chez Gui... Il fait l'*arc de cercle* en arrière seulement et quelques *salutations* rapides, les autres grands mouvements ne sont pas coordonnés. Il pousse quelques cris inarticulés mais ne parle pas. Il urine quelquefois sous lui, mais ne se mord jamais la langue; la température rectale ne dépasse pas 37°,5.

Mars. — L'état de Gil... est toujours le même, les attaques reviennent en moyenne tous les trois ou quatre jours, la céphalalgie persiste. La force dynamométrique ne s'est pas modifiée.

OBSERVATION III (personnelle).

Le nommé Mar..., âgé de 15 ans et demi, garçon boulanger, est entré à la Salpêtrière, dans le service de M. Charcot, le 29 avril 1884.

Antécédents héréditaires. — *Grand-père* paternel alcoolique et très violent; les autres *grands-parents* sont inconnus. — *Père* bien portant, d'un caractère doux, pas d'alcoolisme. — *Mère* irascible et emportée; étant à Paris, en 1871, elle aurait eu une attaque de nerfs; est sujette à des crampes d'estomac, mange peu et surtout des aliments acides. Deux *frères*; le plus jeune a eu des convulsions à l'âge de 2 ans.

Antécédents personnels. — Rougeole à 13 ans; en 1884, angine et pneumonie. Ni convulsions, ni chorée, ni rhumatisme. L'état mental de Mar... était à peu près normal jusqu'à l'époque où sa maladie actuelle a débuté. Il n'était pas sujet aux terreurs nocturnes et n'a jamais eu de délire à aucune époque. Il faut noter pourtant des colères violentes dans lesquelles il brisait les objets à son usage, ce qui lui attirait de vives réprimandes.

Mar... habite Paris depuis le mois de septembre 1882, il demeurait avant dans le département de l'Aube.

Début. — En novembre 1883, il fut attaqué par deux individus qui se précipitèrent sur lui à l'improviste, l'un d'eux le saisit à la gorge pendant que l'autre lui tirait les cheveux; il est tombé sans connaissance et a été transporté chez son patron. Le lendemain, il a fait son ouvrage comme d'habitude, mais il ne se rappelait pas ce qu'on lui disait, il fallait lui répéter cinq ou six fois la même chose.

Pendant quinze jours, il a souffert de maux de tête avec élancements dans la tempe gauche et dans le front, sans présenter du reste d'autres troubles nerveux. A cette époque, se trouvant dans le magasin pour servir un client, il tomba subitement en poussant un grand cri; il n'avait pas senti venir cette attaque, dont il n'a conservé aucun souvenir. Il est resté quatre ou cinq jours sans nouvelle crise, lorsqu'un soir, vers dix heures, il fut pris de douleurs dans les membres et de vertige, bientôt suivis de battements dans les tempes, de céphalalgie et de la sensation pénible d'une boule qui, remontée de l'estomac, le serrait à la gorge. Il eut le temps de se jeter sur son lit avant le début de cette seconde attaque, qui a été très violente; il a crié et s'est débattu à tel point qu'il a été impossible de l'empêcher de tomber sur le plancher. Il avait complétement perdu connaissance, et lorsqu'il est revenu à lui il ne se rappelait pas ce qui lui était arrivé. Depuis lors, toutes les attaques ont été précédées d'une aura épigastrique assez nette.

Les parents de Mar... ayant été prévenus, sont venus le chercher et l'ont emmené en Champagne, où il a passé trois mois. Il avait des attaques tous les matins à 6 heures et quelquefois une ou deux autres dans la journée, presque jamais la nuit. Il ne se mordait pas la langue et n'urinait pas au lit. Il prenait des douches, mais ne voyant aucune amélioration, il retourna à Paris. Deux jours après son arrivée, il fut obligé d'entrer à l'hôpital Lariboisière pour une fluxion de poitrine. Il sortit guéri au bout de trois semaines et se présenta peu après à la Salpêtrière, où il fut admis dans le service de M. Charcot. A dater de son entrée il eut des crises presque tous les soirs, de six heures et demie à huit heures et demie.

Etat actuel (décembre 1884). — Mar... est un garçon bien constitué, fort et grand pour son âge; il ne présente aucun vice de conformation. Il est calme et lucide dans ses réponses, sa mémoire paraît assez bonne. Sa figure est intelligente et son caractère est gai. Il redoute beaucoup l'oisiveté parce que, dit-il, sitôt qu'il se sent inoccupé de corps et d'esprit, il est menacé d'une crise. Il a souvent des cauchemars la nuit (ce qui ne lui arrivait pas avant d'être malade), il rêve qu'il se bat et se réveille en sursaut en poussant un cri.

Examen de la sensibilité. — Le malade présente des deux côtés du corps de grandes plaques d'anesthésie à la piqûre et à la température. Les bras, les avant-bras, les cuisses, les jambes sauf à leur partie interne, le front et la partie supérieure de la tête sont complétement analgésiques. Les régions du coude et du genou des deux côtés, les pieds, les mains, la face et le tronc sont sensibles. Les sensations thermiques sont perçues dans ces mêmes parties et ne l'étaient pas dans celles que nous avons citées précédemment.

Dans l'aine gauche nous trouvons un point douloureux qui, lorsqu'on le comprime, produit au malade une sensation désagréable, il lui semble que quelque chose lui remonte vers l'épigastre. Les testicules ne sont pas hyperesthésiés. Pendant longtemps Mar... a eu au talon droit et au tendon d'Achille une plaque douloureuse qui l'empêchait de poser le pied sur le sol.

Les *organe des sens* sont pris. L'*odorat* est aboli à droite. Il ne sent pas le *goût* du sulfate de quinine. L'*ouïe* est affaiblie à droite. Le *champ visuel est rétréci*, mais il distingue toutes les couleurs. Le cercle du rouge est extérieur à celui du bleu.

Les mouvements et les réflexes sont normaux.

Attaques. — Le malade a une aura assez prononcée, il sent une boule lui remonter de l'aine gauche pour venir le suffoquer en s'arrêtant à la gorge, puis surviennent des battements dans les tempes et des bourdonnements d'oreilles.

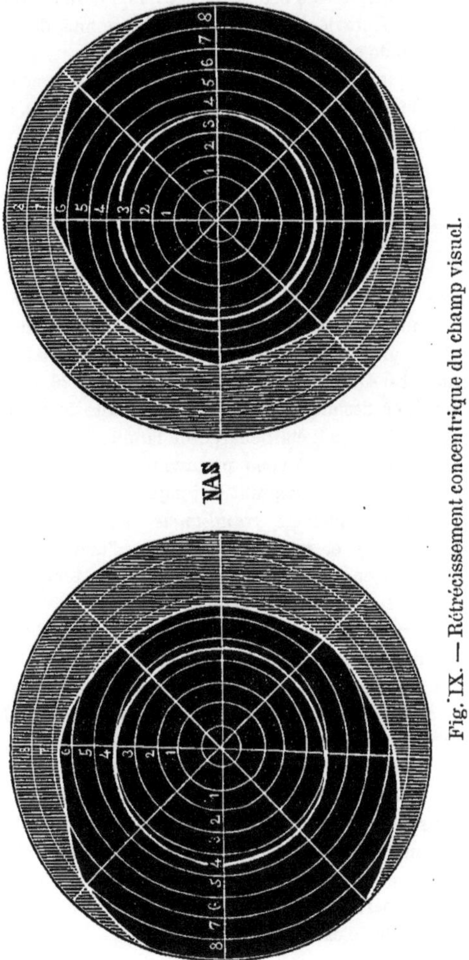

Fig. IX. — Rétrécissement concentrique du champ visuel.

Il perd alors complétement connaissance et l'attaque commence; il se raidit, grince des dents, et fait l'*arc de cercle* et les *salutations* avec rapidité; il se retourne sur son lit, mord ses draps et pousse des cris inarticulés. Tout à coup, il s'assied sur son lit, se croise les bras, sa figure prend une expression de satisfaction, mais aussitôt il se met à jurer en disant : Ah! la sale bête... Carne... va... je te rattraperai... Carabin... — Lorsqu'il revient à lui, il est très étonné de voir qu'on le regarde et demande pourquoi on l'a attaché.

Mars. — Les attaques continuent toujours avec la même fréquence. Les plaques d'anesthésie se sont encore un peu modifiées. Le rétrécissement du champ visuel persiste.

OBSERVATION IV [1]

Le nommé Rig..., 44 ans, garçon de magasin, est un homme grand fort et bien musclé. Il est entré le 11 mai 1884 à la Salpêtrière, dans le service de M. le professeur Charcot, pour des attaques d'hystérie.

Antécédents héréditaires. — Son *père*, âgé de 76 ans, est encore vivant, il aurait eu des attaques de nerfs à la suite de contrariétés et de pertes d'argent, alors qu'il était chargé de famille. Ces attaques, sur la nature desquelles nous n'avons pu avoir de renseignements exacts, auraient duré onze années, depuis 33 jusqu'à 44 ans. Sa *mère*, morte à 65 ans, était asthmatique. Un *grand-oncle maternel* (frère du grand-père) était épileptique et est mort à la suite d'une chute dans le feu. Deux filles de cet oncle, qui avait eu 8 enfants, tombaient dans des attaques nerveuses semblables à celles de leur père.

Parmi les 7 *frères* et *sœurs* du malade, 3 sont encore vivants : une sœur est asthmatique, un frère et une autre sœur sont bien portants. Les 4 autres sont morts d'affections qui n'ont rien de commun avec celle de notre malade (un frère de diarrhée chronique après la campagne du Mexique, une sœur à 9 ans de tuberculose abdominale, deux autres en bas âge.) Parmi ses cousins germains, rien à signaler. Tous les membres de la famille de sa mère seraient très émotifs.

Antécédents personnels. — A 19 ans, notre malade a été retenu au lit pendant trois mois pour un rhumatisme polyarticulaire aigu. Cinq ans plus tard, une seconde atteinte l'a obligé à garder le lit pendant 6 mois ; néanmoins, il ne paraît pas avoir eu de localisation du côté du cœur. Pas de syphilis. Pas d'excès alcooliques.

---

1. Une grande partie des observations IV, V et VI nous a été communiquée par M. Huet, interne des hôpitaux; nous le remercions sincèrement de son obligeance.

Etat mental. — Ce qui domine dans l'histoire de Rig.., c'est la peur. Tout d'abord, il semble que le premier trouble nerveux qu'il ait éprouvé ait été déterminé par une émotion de ce genre. Quand on l'a vacciné, vers 7 ou 8 mois, il manifesta un effroi inaccoutumé, et c'est à cette circonstance que l'on attribue son évolution tardive; il ne marcha que vers 18 mois ou 2 ans. Depuis qu'il se connaît, il est peureux. Il lui a toujours été impossible de dormir dans l'obscurité. Quand il fut arrivé à l'âge adulte, cette peur persistait encore, et si, par hasard, il se réveillait pendant la nuit, il ressentait une angoisse excessivement pénible et se précipitait hors de son lit; il lui fallait de la lumière. Jusqu'à l'âge de 13 ou 14 ans, il lui était impossible de rester seul, même en plein jour, sans être pris de peur. La présence de son frère, plus âgé que lui de trois ans, ne suffisait pas à le rassurer, il fallait une grande personne. Dans les relations avec le monde, Rig... était d'une timidité excessive. La vue de certains animaux l'effraie encore, souris, rats, crapauds, etc. Toute sa vie, il a eu des terreurs nocturnes, et ce qui domine dans ses cauchemars, ce sont les hallucinations d'animaux.

De 14 à 20 ans, il a eu des accès de somnambulisme spontané. Il faisait la nuit une série d'actes assez complexes. Il a toujours aimé la solitude et a toujours été assiégé par des idées tristes, il s'ennuie de lui-même Vers 20 ans, il a eu durant 6 mois une fièvre pendant laquelle il avait des attaques de délire extrêmement violentes, on était obligé de l'attacher. Un autre point de son caractère, qui se révèle surtout d'une manière très nette depuis qu'il est arrivé à l'âge adulte, c'est un besoin de mobilité. Ainsi, quand il était tonnelier, il ne pouvait jamais terminer son ouvrage sans interruption. Il entreprenait quatre, cinq, quelquefois dix objets et travaillait successivement à l'un et à l'autre. Aujourd'hui, il est encore de même. Toutefois, avant son entrée à l'hospice, il avait été 7 ans chez le même patron (distillateur qui paraît lui être attaché). Il est du reste intelligent, plus instruit que la moyenne des hommes de sa condition, et a une bonne mémoire; il ne paraît pas avoir de mauvais instincts et n'est pas colère.

A 28 ans, il s'est marié avec une femme de son pays (département de l'Aube), qui était bien portante et non nerveuse. Il a eu neuf enfants, dont quatre sont morts en bas âge. Une fille de quinze ans aurait des attaques de nerfs; un garçon de 13 ans serait bien portant; une fille de 10 ans, nerveuse, émotive, colère, a eu ces derniers temps des attaques d'hystéro-épilepsie des plus caractéristiques. Une fille de 5 ans, d'une intelligence médiocre; un garçon de 3 ans, sur lequel il n'y a rien à noter.

Rig... est à Paris depuis une douzaine d'années. Il a d'abord continué le métier de tonnelier qu'il avait appris en province chez son père ; depuis 5 ans il est employé comme garçon de magasin dans une usine d'épuration d'huile.

En 1876, en passant son rasoir sur son bras pour lui donner du fil avant de s'en servir, il s'est ouvert la veine médiane basilique. Cette blessure a laissé une cicatrice très apparente, mais, n'ayant pas dépassé l'aponévrose, elle n'a pas atteint l'artère sous-jacente. Il a perdu beaucoup de sang à la suite de cette saignée involontaire ; il est tombé sans connaissance et on l'a conduit très ischémié à l'hôpital Cochin, où il est resté deux mois.

Rig... a eu, il y a 3 ans, une très vive émotion ; il a failli être tué par suite de la rupture d'une corde maintenant une pièce de vin qu'il aidait à descendre dans une cave. S'étant jeté de côté, il n'a été que légèrement blessé à la main, mais il est resté sans connaissance pendant quelques instants. C'est à partir de ce moment que se sont montrées les attaques de nerfs avec perte de connaissance et grands mouvements, auxquelles il est encore sujet actuellement. Depuis, ces attaques sont revenues assez fréquemment, au moins tous les deux mois.

Venu à la consultation du mardi 6 mai, il est entré dans le service le dimanche suivant.

Dans l'intervalle il a été pris d'une attaque le vendredi. Le matin déjà il avait de la peine à avaler, ayant la sensation d'une barre qui lui pressait la poitrine et lui serrait la gorge. Le soir, en rentrant chez lui après sa journée de travail, il a perdu connaissance. Comme les fois précédentes, il a senti venir son attaque, mais ce jour-là il n'a pas eu le temps de se coucher, il est tombé au milieu de la chambre. Cette aura se manifeste habituellement sous forme de battements dans la tempe gauche.

Il reste environ un quart d'heure sans connaissance, se débattant, donnant des coups de poing, se frappant la tête contre les objets environnants et se faisant bon nombre d'ecchymoses et de plaies superficielles. Quand il est sur son lit, il mord et déchire ses draps et son oreiller, mais jamais il ne se mord la langue et ne laisse aller ses urines.

Le samedi il a été pris d'une nouvelle attaque plus forte que celle de la veille et précédée des mêmes sensations.

Etat actuel (12 mai 1884). — *Sensibilité*. — Anesthésie incomplète à la piqûre du côté droit, disposée par plaques nombreuses et irrégulières. Cette analgésie paraît plus prononcée à la face. Du côté gauche au contraire, la sensibilité est plus vive ; il y a, semble-t-il, un léger degré d'hyperesthésie. L'insensibilité est manifeste aussi pour le froid dans les mêmes endroits que pour la piqûre.

Exploration électrique faite par M. Vigouroux. — *Sensibilité électro-cutanée.* — Le courant faradique est perçu également aux deux avant-bras, avec l'excitateur à double pointe métallique. L'écartement des bobines est de 70 millimètres pour les avant-bras et de 35 millimètres pour la main. Au-dessous de ces limites, le courant induit devient rapidement douloureux.

Sensibilité électro-musculaire. — La contraction du biceps, excité galvaniquement, n'est pas perçue. L'excitation des nerfs médian, cubital et radial donne lieu à une sensation lorsqu'il y a contraction musculaire, surtout pour le cubital, mais cette sensation paraît devoir être rapportée à la peau qui est sensible sur une partie du bord cubital de la main.

Action œsthésiogénique de l'électricité. — Le courant faradique rétablit localement et rapidement la sensibilité tactile et douloureuse, sans rubéfaction de la peau. Le courant galvanique est moins actif.

Réactions sensorielles. — Réaction opto-galvanique normale des deux côtés : phosphène électrique à 20 dix-millièmes. Saveur métallique obtenue facilement.

Résistance électrique. — A peu près égale des deux côtés, elle est considérable : 4000 unités, le tampon étant placé sur la nuque et sur la face antérieure de l'avant-bras.

Points hystérogènes. — Il en existe plusieurs : Un au niveau des dernières côtes droites, qui donne au malade, quand on le presse, une sensation pénible retentissant le long du nerf intercostal jusqu'au creux épigastrique ; un autre sur le trajet du sciatique gauche, principalement dans le creux poplité. Ces points ne paraissent pas siéger dans la peau, mais plus profondément ; la pression légère ne produit rien ou presque rien. Cependant, la sensibilité à la piqûre et à la température est plus vive à leur niveau.

Rien du coté des testicules ni sur la tête.

Pas d'anesthésie de la conjonctive. Affaiblissement de l'ouïe à gauche. A l'examen de l'œil, M. Parinaud a trouvé un *rétrécissement concentrique du champ visuel.* Les couleurs sont toutes distinguées.

Cœur normal. Déformation des petites articulations des pieds et des mains dues au rhumatisme chronique.

Le mardi 13 mai, attaque vers une heure du matin, qui a duré une demi-heure et s'est présentée avec des caractères analogues aux précédentes.

Le mercredi 14, 2 attaques à deux heures d'intervalle, l'une à 8 heures un quart, l'autre à 10 heures et demie du soir. Chacune d'une demi-heure environ.

Jeudi et vendredi, rien.

Samedi 17, une seule attaque à 9 heures du soir ; durée une heure.

Mardi 20, une attaque à 9 heures du soir, plus longue que les précédentes ; durant deux heures.

Le malade reste dans le service jusqu'au 7 juin, présentant toujours des attaques assez fréquentes, au moins tous les deux ou trois jours, et cela toujours vers le soir ou au commencement de la nuit. Une ou deux fois seulement elles sont venues dans l'après-midi, vers trois heures.

Pendant tout ce temps on l'a traité par l'électricité, les douches et la teinture de valériane. Sorti le samedi, il revient à la consultation le mardi suivant, 10 juin, et demande à rentrer.

Dimanche, il a eu chez lui 3 attaques coup sur coup :

    1re attaque à 1 heure,   durée une heure.

    2me   »   » 2 heures et demie,   » une demi-heure.

    3me   »   » 4 heures et demie,   » trois quarts d'heure.

Lundi, deux nouvelles attaques ; la première pendant qu'il travaillait chez son patron, avec perte de connaissance de quelques minutes seulement. La seconde chez lui, le soir. Celle-ci a été très forte ; en se débattant il s'est fait plusieurs plaies superficielles à la tête.

Le mardi, rien. Le mercredi, attaque à huit heures du soir. Depuis quatre heures de l'après-midi, il avait, suivant son expression, la tête en feu, il éprouvait une sensation de pression sur la poitrine et sentait une boule lui remonter de l'épigastre ou de l'hypochondre droit (point hystérogène) à la gorge, avec sentiment de constriction. Il éprouvait en outre des bourdonnements dans les oreilles, surtout dans la gauche, et des battements dans la tempe.

Ces prodromes ont duré jusqu'à huit heures. A ce moment il a perdu connaissance. Son attaque a présenté des caractères analogues à ceux de la grande hystérie. Voici ce que nous ont raconté les infirmières : Le malade, sentant venir son mal, demande à ce qu'on lui garnisse de chaque côté son lit avec des planches. Dès qu'il est sans connaissance, il a des convulsions toniques, se dresse sur son séant, puis il retombe et présente alors des convulsions cloniques avec grands mouvements. Il se met en *arc de cercle*, prenant un point d'appui sur le sommet de la tête et l'autre sur les pieds ; il se débat, envoie des coups de poing à droite et à gauche, des coups de pied jusque sur les barres qui forment le haut de la cage de son lit, mord et déchire ses oreillers, [puis il reste tranquille quelques instants et recommence comme précédemment un nombre plus ou moins considérable de fois.

Cette attaque a duré une heure. Il ne paraissait pas avoir d'hallucinations ; en tout cas, s'il en avait, il ne les manifestait par aucune parole. Une fois revenu à lui, il ne se souvenait de rien ; il lui semblait qu'on lui enfonçait des aiguilles sous le sein gauche, dans une étendue de 10 à 15 centimètres carrés. La nuit il a mal dormi, étant en proie à des rêves et à des cauchemars.

Août. Le malade continue toujours à avoir des attaques semblables et très fréquentes. La compression de la région qui correspondrait, chez la femme, à celle de l'ovaire, est douloureuse du côté droit et s'accompagne d'une sensation pénible de poids vers l'épigastre. A gauche, rien de semblable.

Septembre. Actuellement les attaques de Rig... se sont un peu modifiées. Il se débat toujours violemment, au point que s'il n'est pas attaché on a grand' peine à le retenir. Ces jours derniers, il a été pris de convulsions vers le milieu de la nuit, pendant son sommeil. Comme il n'avait pu prévenir les infirmières, il n'avait pas la camisole de force ni les larges bandes de corde tressée que l'on place habituellement, pour le maintenir, en travers de son lit, par-dessus les draps.

Cette attaque a été très longue et très forte ; on a dû appeler à l'aide des garçons de l'hôpital pour prêter main forte aux infirmières de service qui étaient déjà secondées par deux malades de la salle, et qui malgré cela ne pouvaient résister. Autrefois Rig... ne parlait pas pendant ses attaques ; il geignait et poussait seulement des cris gutturaux, inarticulés. Maintenant, il prononce des phrases entrecoupées, comme s'il voyait et menaçait quelqu'un.

Le samedi 6 septembre, nous avons assisté à une partie de son attaque. Celle-ci a commencé vers onze heures du matin et s'est prolongée jusque vers une heure. Nous l'avons vu quelque temps après le début : il était attaché dans son lit, les mains enfermées dans un manchon de toile, les larges bandes de chanvre placées en travers, au niveau des cuisses. Son attaque se compose, comme nous l'avons déjà dit, d'une série de crises semblables. Après une période de calme durant quelques secondes, une, deux, trois minutes, quelquefois cinq, rarement plus, il se raidit tout à coup, ses yeux sont convulsés en haut sous la paupière supérieure, puis il se soulève, s'assied sur son lit autant que le lui permettent les liens qui le retiennent, cherche à repousser quelqu'un ou quelque chose avec ses mains, et c'est alors qu'il prononce des phrases entrecoupées : Attends... attends... va t'en... ah!... ah!... ah!... ah!... le voilà !... D'autrefois il dit d'un air vainqueur et ricanant : Hein! hein! hein! puis il retombe sur son lit et reste tranquille pendant quelques instants. Si on lui parle il ne répond pas et paraît ne pas entendre. La pression de l'une ou de l'autre fosse iliaque, la compression du point hystérogène siégeant au niveau des fausses côtes droites, ne paraissent pas modifier sensiblement ses crises.

En ce moment, les attaques sont très fréquentes et très fortes. Rig... mange peu, recherchant surtout les aliments acides, les fruits, la salade.

Octobre 1884. L'état du malade est toujours le même; les attaques sont violentes. On remarque actuellement à la partie interne du creux poplité, immédiatement en dedans et en arrière des tendons de la patte d'oie, une petite tumeur lisse, arrondie, de la grosseur d'une noix ; elle est peu mobile profondément, mais n'adhère nullement à la peau. La pression à son niveau est excessivement douloureuse, et le malade sent parfaitement bien que l'on provoquerait une attaque en continuant à appuyer. La douleur s'irradie dans l'aine en suivant le trajet du nerf crural ; très intense dans le creux poplité, elle gagne la périphérie du genou et longe la face postérieure du mollet jusqu'au talon, où elle est quelquefois assez vive pour gêner la marche. En général Rig... continue à vaquer aux soins de la salle. Dans certains cas, l'attouchement du drap de lit sur le mollet est mal supporté. Suivant lui, la tumeur aurait apparu tout récemment, à la suite d'une attaque. Elle siège au niveau du point hystérogène que nous avons déjà mentionné ; depuis son apparition les crises hystériques ne se sont pas multipliées.

Le pied droit présente une déformation qui serait survenue aussi à la suite d'une attaque. L'articulation métatarso-phalangienne du gros orteil fait une saillie considérable. Au niveau du second orteil nous observons une subluxation de la première phalange sur le métatarsien correspondant ; cette phalange est relevée de telle façon que sa face inférieure vient se placer sur la partie antérieure et supérieure du gros orteil. Les muscles extenseurs sont souvent atteints d'une contracture douloureuse généralement courte, mais qui dure quelquefois une demi-heure.

Janvier 1885. Les attaques continuent avec la même fréquence et l même intensité. Au pied gauche, une altération du second orteil, identique à celle que nous avons décrite, commence à se montrer, mais es loin d'arriver au même degré.

Mars 1885. Depuis quelque temps Rig... est pâle et amaigri ; il ne mange pas de viande et se nourrit surtout de potages et de légumes. Les crises ont le même caractère de violence ; l'aura part du point sous-costal droit. La pression de l'abdomen à gauche enraye parfois les convulsions, mais le malade, bien que reconnaissant les personnes présentes, reste encore un certain temps sous l'empire du délire. Il cherche sous son lit pour voir s'il n'y a point de bêtes noires cachées ; il regarde aussi ses bras pour y découvrir la trace des morsures qu'il croit avoir senties. Il raconte que, se trouvant dans une forêt sombre, des animaux noirs, des chiens, des loups, s'avancent pour le manger. Le sommeil de Rig... est très agité ; dans ses rêves, il éprouve les mêmes sensations que pendant les attaques. Il voit les mêmes animaux dans des pays sauvages, ou bien il aperçoit des fûts tombant d'une hauteur prodigieuse et menaçant de l'écraser. Il n'y a par conséquent aucune amélioration notable à signaler dans son état.

OBSERVATION V

Adolphe Lips..., âgé de 20 ans, est entré le 17 juin 1884 à la Salpêtrière, dans le service de M. le professeur Charcot.

Israélite polonais, il a été élevé à Varsovie où, depuis l'âge de 15 ans, il a appris le métier de sculpteur sur bois. Il est venu à Paris il y a deux ans pour se perfectionner dans son métier.

Antécédents de famille. — Il est le dernier de 12 enfants dont 6 sont encore vivants. Aucun de ses *frères* ou *sœurs* n'aurait eu d'affections nerveuses. Son *père* âgé de 65 ans, est encore vivant ; c'était un buveur, il s'enivrait souvent mais ne prenait pas d'absinthe. Depuis huit ans il aurait renoncé à ses anciennes habitudes. Sa *mère* est morte vers 45 ans ; il ne sait de quelle maladie. Elle ne paraît pas avoir eu de maladie nerveuse.

Antécédents personnels. État mental. — Lips... a toujours été peureux ; il ne pouvait pas dormir dans un endroit obscur, étant pris subitement de terreur invincible, criant, etc. Jusqu'au jour où il est entré à l'hospice, il ne s'endormait jamais sans laisser la bougie allumée, et était pris de peur lorsqu'il se réveillait au milieu de la nuit. En rentrant dans sa chambre, il visitait partout pour être sûr qu'il n'y avait personne. Lorsqu'il sortait dans la soirée il regardait toujours derrière lui. A l'âge de 7 ans, à la suite de la mort de sa mère, il a eu une sorte d'accès de mélancolie qui a duré un mois ; ce qui semble avoir prédominé, c'était la peur de la mort. Toute sa vie, il a été sujet à des terreurs nocturnes. Il rêve de bêtes féroces, de tigres, et souvent se réveille en sursaut. Tendances mélancoliques ; n'a jamais aimé à jouer comme les autres enfants, recherchait la solitude. Suggestibilité. Se laisse facilement entraîner dans les maisons de filles, sans aucun goût, n'y allait jamais seul. Quand on voulait le pousser au vol, il entrait dans des colères furieuses et n'obéissait plus. Intelligence faible, peu de mémoire, avait beaucoup de peine à apprendre à l'école.

Début. — Bien portant jusqu'alors, Lips... n'avait jamais eu de maladie grave, lorsqu'hier au soir (16 juin) il a été pris tout à coup, pendant qu'il dînait au restaurant, d'*aphasie* et de *surdité*. Il n'entendait plus ce qu'on lui disait, et à toutes les questions qu'on lui posait il répondait : « Peux pas » et faisait signe qu'il lui était impossible de parler. Cette mutité serait venue à la suite d'une vive émotion morale causée par une lettre dans laquelle son père, resté à Varsovie, lui faisait des reproches.

sur sa conduite et lui refusait de l'argent. Un de ses compatriotes, qui l'accompagnait à la consultation, nous raconta que le malade faisait souvent des excès de boisson, et qu'hier, notamment, jour où il a été pris de sa surdi-mutité, il aurait bu une quantité assez considérable de vermouth (7 ou 8 verres).

Etat actuel (17 juin). — L'aphasie et la mutité persistent. (Notre intention n'est pas d'étudier ici en détail leurs diverses particularités, cette étude sera faite dans un autre travail. Nous ne rapporterons que les faits principaux). L'*ouïe* est affaiblie sans être entièrement abolie, Lips... entend le tic-tac d'une montre à 5 centimètres seulement pour l'oreille gauche, à 20 centimètres pour la droite. Il n'entend que très difficilement ce qu'on lui dit, et encore est-ce à la condition de parler très fort et tout près de l'oreille droite.

Quoique la figure présente un certain air d'hébétude et que les traits restent immobiles et sans expression, l'intelligence ne paraît nullement atteinte. Si le malade ne peut parler, s'il entend avec peine, il comprend très bien ce qu'on lui demande par écrit. Il répond juste et sans hésitation par ce même moyen.

Pas de paralysie, pas de tremblement dans les membres, ni dans les lèvres et la langue. La sensibilité à la piqûre est très obtuse, il faut insister et prolonger l'exploration pour que la pointe soit sentie; souvent même elle ne l'est pas du tout. Cet état d'anesthésie paraît être le même sur tout le corps et des deux côtés. Le malade se plaint d'avoir très froid, et en effet, l'application de la main dénote un abaissement très sensible de la température au niveau des extrémités, surtout aux mains et plus encore aux pieds.

L'aphasie et la surdité persistent sans modification bien notable jusqu'au 23 ou 24 juin. A partir de ce moment, l'aphasie disparaît peu à peu et, vers le 10 juillet, l'usage de la parole est complètement revenu. La surdité s'améliore aussi, mais beaucoup moins. L'ouïe reste dure, surtout du côté gauche. Dans cet intervalle sont survenus de nouveaux symptômes que nous allons étudier maintenant.

20 juin. — Lips... a eu pour la première fois dans la matinée, et cela à plusieurs reprises, de petites attaques de nerfs. Il se débattait sur son lit, se mettait sur le ventre, se cachait la figure dans son oreiller ; en se démenant il est même tombé hors de son lit, et l'on a dû mettre des planches pour le maintenir. A onze heures ces attaques avaient cessé. Il ne se rappelait pas les avoir eues. Il existe un peu de *tremblement* de la main droite.

21 juin. — Ce tremblement a beaucoup augmenté et gêne le malade pour écrire. Il est obligé, pour y arriver, de fixer sa main droite avec la gauche.

11 juillet. — Lips... est pris d'affaiblissement des jambes, il ne peut plus marcher qu'avec une canne ; le tremblement de la main droite persiste, il est toujours très accentué.

12 juillet. — La *paraplégie* est de plus en plus prononcée. La marche étant devenue impossible, on est obligé de porter le malade. La paralysie porte principalement sur les fléchisseurs, les membres inférieurs sont raides, dans l'extension. Si l'on cherche à fléchir les jambes en disant au malade de s'y opposer, la résistance est encore assez grande, quoique moindre que dans l'état normal. Si au contraire les jambes étant fléchies on cherche à les étendre, on le fait sans aucune difficulté, il ne peut résister. Les réflexes rotuliens sont abolis.

L'*anesthésie* est générale du côté gauche, il en est de même du côté droit, sauf au niveau de la partie inféro-interne de la cuisse où la sensibilité existe dans une étendue de 10 centimètres environ.

Les odeurs ne sont pas perçues, pas même l'ammoniaque. L'abolition du goût est complète (coloquinte, sucre). L'ouïe est nulle à gauche ; le tic-tac de la montre n'est pas entendu même au contact de l'oreille, il l'est à droite, mais de tout près seulement. Cependant il comprend quand on lui parle, à condition de suivre le mouvement des lèvres, et il répond juste aux questions qui lui sont posées. *Dyschromatopsie* très prononcée pour les deux yeux ; il prend le vert pour du bleu, le violet pour du noir. *Rétrécissement considérable du champ visuel.*

21 juillet. — Les attaques convulsives sont revenues depuis l'apparition de la paraplégie. Lips... en a chaque jour plusieurs pendant lesquelles il perd connaissance et se débat, nous disent les infirmières, comme Rig... (obs. IV). Ces attaques durent environ un quart d'heure, le malade les sent venir et demande qu'on l'attache ou qu'on mette des planches à son lit. C'est le 18 juillet que le nombre des attaques a atteint son maximum, qui a été de 8 dans la journée. Hier il n'en a eu que 3, c'est le moins qu'il en ait eu dans un jour. L'anesthésie persiste, elle est actuellement totale, même au niveau de la plaque de la cuisse droite restée précédemment sensible. On peut traverser la peau avec une épingle sans qu'il éprouve la moindre douleur ; il ne sent pas, dit-il, l'électricité.

28 août. — La paraplégie persiste avec les mêmes caractères, l'anesthésie est toujours complète ; la dyschromatopsie reste la même, l'ouïe est entièrement abolie à gauche, tandis qu'à droite le malade entend un peu. Le tremblement, qui était déjà très prononcé dans le bras droit, s'est encore exagéré et a gagné le bras gauche, au point que Lips... ne peut plus manger seul. Il n'a pas d'appétit, après le repas la face se congestionne.

25 septembre. — Le tremblement a encore augmenté ; il existe non-
seulement dans les deux membres supérieurs, mais occupe aussi la tête

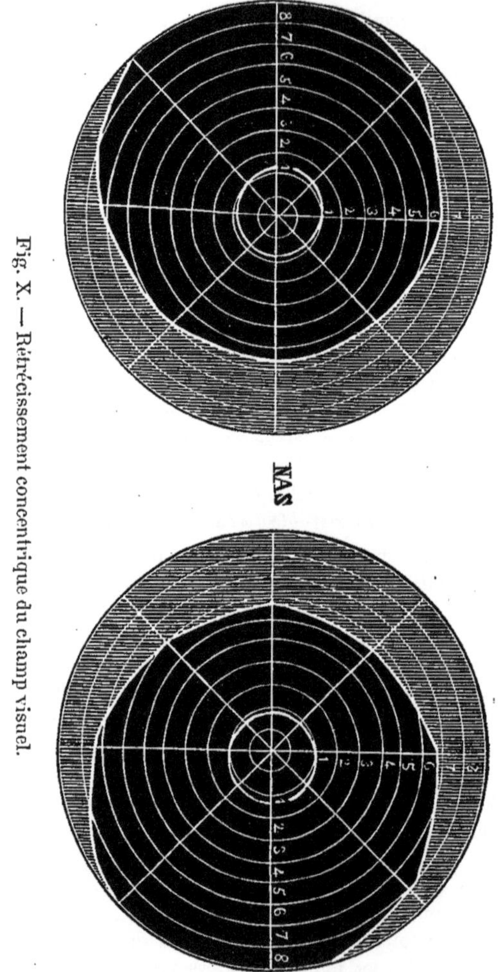

Fig. X. — Rétrécissement concentrique du champ visuel.

qui est agitée de petits mouvements d'oscillation d'avant en arrière
gênant beaucoup le malade. A la suite de cela il s'est produit un gonflement assez considérable du cou, que l'on serait tenté de localiser au

premier abord dans les lobes du corps thyroïde, mais, après un examen plus approfondi, on reconnaît qu'il est formé par la tuméfaction énorme des deux muscles sterno-mastoïdiens. Le cou est surtout augmenté de volume dans le sens transversal, il est uniforme des deux côtés ; la tête se trouve portée en arrière, le larynx proémine fortement en avant. Le gonflement est en rapport avec le tremblement et augmente par la fatigue, suivant que les sterno-mastoïdiens sont plus ou moins contracturés. Il est habituellement plus considérable le soir que le matin, et plus aussi lorsque le malade est levé que lorsqu'il est couché. La circonférence du cou varie suivant les jours et l'heure de la journée, de 38 à 44 centimètres.

Depuis quelque temps les attaques sont moins fréquentes. Non-seulement Lips... n'en a plus actuellement plusieurs par jour, mais il est souvent un certain nombre de jours sans en avoir.

4 novembre. — Les attaques sont de nouveau plus fréquentes. Lips... en a presque tous les jours. Elles durent comme par le passé, 10 minutes, un quart d'heure. Au moment des crises il se débat très fort, pousse quelques cris, envoie des coups de poing et des coups de pied, quoique la paraplégie persiste à l'état de veille. Dans ces attaques, il se renverse en arrière, se met en *arc de cercle.*

Février. — L'état de Lips... est resté le même depuis les mois de novembre, décembre et janvier. Actuellement la sensibilité cutanée commence à reparaître, d'une façon très obtuse, sur la face et dans le dos où la sensation du froid, produite par la glace, est perçue comme chatouillement.

Les réflexes rotuliens sont toujours abolis, mais l'état général est meilleur et la paraplégie a disparu en grande partie. Etant assis, il peut se lever quoique fort difficilement, en s'appuyant sur une canne ou sur un aide, ses jambes ne se dérobent plus sous lui. Au dynamomètre, il presse de la main gauche 55 kilos et 70 de la droite. Sa force a par conséquent notablement augmenté.

Mars. — Le malade va de mieux en mieux, il se lève de son siége avec une facilité relative, il peut marcher sans aide ; sa démarche est très particulière, ses pas sont mal assurés, il vacille, il lui est impossible de se diriger en ligne droite. Cette titubation semble due à deux causes : à la faiblesse excessive des membres inférieurs, et à un mouvement assez prononcé de latéralité de l'articulation tibio-tarsienne. L'astragale paraît n'être plus maintenu dans la mortaise formée par le tibia et le péroné, et chaque fois que le pied arrive au contact du sol, il se retourne complétement en dedans, n'offrant au corps qu'un point d'appui sans fixité.

Les attaques de Lips... continuent comme précédemment, le champ visuel est toujours très rétréci.

OBSERVATION VI

Le nommé Per..., âgé de 17 ans, apprêteur-doreur, est entré le 5 août 1884 dans le service de M. le professeur Charcot, à la Salpêtrière.

Antécédents de famille. — Son *père* a 62 ans, sa *mère* en a 60, ils sont tous deux bien portants. Le malade est le plus jeune de 7 enfants, 5 de ses *frères* et *sœurs* sont vivants et en bonne santé. Pas d'hystériques ni d'épileptiques dans la famille. Une sœur est morte en bas âge. Plusieurs *tantes* et *cousins* sans affections nerveuses. En somme, d'après les renseignements qui nous ont été fournis par Per..., nous ne trouvons rien à noter dans les antécédents héréditaires. Le père n'est pas alcoolique.

Antécédents personnels. — Notre malade a eu la variole à 4 ans.

L'année dernière, au mois de mai, il a été atteint d'une fièvre typhoïde longue et grave qui lui a laissé un affaiblissement de mémoire assez prolongé, avec céphalalgies fréquentes et un peu de tremblement. Il est resté 7 à 8 mois avant de reprendre son travail. Vers l'âge de dix ans, il s'endormait sur ses livres lorsqu'il était à l'école, et éprouvait en même temps un malaise général, une sensation d'oppression vers l'épigastre, qui l'obligeait à rentrer chez lui et à se coucher. Cet état aurait duré un an.

Début. — Vers le mois de mai 1884, le métier de doreur n'allant pas, il part pour le Havre avec son père afin d'y exercer le métier de vannier ambulant. Il y a deux mois, au commencement de juin, pendant qu'il travaillait sur un des quais du Havre, il eut une discussion avec des jeunes gens de son âge qu'il ne connaissait pas et qui voulaient lui prendre, dit-il, les osiers dont il se servait pour son travail. L'un d'eux lui donna, dans la région épigastrique, un coup de tête qui le fit tomber, mais il ne perdit pas connaissance. Jusqu'au lendemain Per... ne présenta rien de particulier, si ce n'est une grande irritation contre les gens qui l'avaient ainsi battu, lorsque l'après-midi, pendant qu'il travaillait sur un autre quai, il fut pris tout d'un coup d'une attaque de nerfs avec perte de connaissance. Il tomba dans la rue et eut des convulsions. Des sergents de ville croyant qu'il était ivre (cependant, dit-il, il n'avait pas bu. D'ailleurs il n'est pas alcoolique et ne prend que très rarement de l'absinthe) le transportèrent au poste où il passa la nuit, et le lendemain, le conduisirent à l'hôpital.

Il ne se souvient pas de ce qui eut lieu pendant tout ce temps, et il nous donne les renseignements suivants d'après ce que son père lui a raconté. D'abord il fut très méchant lorsqu'on s'approchait de lui et qu'on voulait le maintenir ; il mordait les agents qui le tenaient, leur envoyait des coups de pied et des coups de poing. Pour s'en rendre maître, on le lia, paraît-il, dans un panier. Ensuite il eut du délire, s'imaginait qu'il était le gendre du Président de la République, se croyait possesseur de millions et promettait d'en donner aux personnes qui l'entouraient. Ce délire continua encore un jour après son transport à l'hôpital, puis cessa complétement et ne s'est jamais représenté dans le cours de sa maladie. Pendant toute la matinée du lendemain il éprouva une grande difficulté pour parler, non pas, dit-il, parce qu'il ne pouvait trouver ses mots, mais parce que quelque chose le serrait à la gorge.

Il est resté 6 semaines à l'hôpital, et pendant tout ce temps il eut des attaques convulsives analogues à celles qui le prennent encore maintenant. Elles reviennent très fréquemment, presque tous les jours, souvent même plusieurs fois dans une seule journée.

Il quitta le Havre le 14 juillet et revint à pied à Paris. Il mit cinq jours pour faire le voyage, parcourant ainsi une moyenne de 10 lieues par jour. Pendant ce trajet, il eut plusieurs fois des attaques sur la route. De retour chez lui elles continuèrent aussi fréquentes, et bientôt même il ressentit dans la jambe droite, un affaiblissement qui l'obligea à se servir d'une canne. Le 5 août il vient à la consultation de la Salpêtrière et demande à entrer.

Etat actuel. — La sensibilité à la piqûre est plus faible du côté droit que du gauche, sans être entièrement abolie. Il en est de même pour les sensations de chaud et de froid. Pas de points hystérogènes, pas de plaques d'hyperesthésie. La pression des testicules et celle des fosses iliaques reste sans effet. Un peu de tremblement des membres supérieurs, surtout à droite, s'exagérant lorsqu'il est ému. Légère dyschromatopsie et champ visuel rétréci.

Dans ses attaques il se déchire la poitrine, et toute la région thoracique antérieure présente de nombreuses égratignures assez longues et assez étendues. Son attaque est précédée d'une sensation de constriction à l'épigastre, il a le sentiment d'une boule qui remonte et le serre à la gorge. Il la sent venir, et quand il est dans le jardin, par exemple, il a le temps de rentrer et de se mettre sur son lit. Puis il perd connaissance, pousse des cris et se débat. Ses mouvements convulsifs sont moins étendus et moins violents que ceux de nos autres malades (Rig..., Gui..., Mar...). Il cherche surtout à ouvrir ses vêtements, comme une personne qui étouffe, il s'égratigne la poitrine.

Ses attaques se répètent très fréquemment et souvent plusieurs fois dans les 24 heures. Il est rare qu'il se passe une journée sans crises.

Celles-ci sont exceptionnelles la nuit ; depuis 20 jours qu'il est à l'hôpital il n'en a pas eu. Leur durée varie de 5 à 10 minutes, elle est rarement d'un quart d'heure. Une fois revenu à lui, il n'a pas conscience de ce qui s'est passé. Souvent il conserve un tremblement pendant quelque temps, surtout du côté droit. Jamais il ne se mord la langue ni n'urine dans ses vêtements.

Rêves fréquents mais pas de cauchemars. L'affaiblissement de la jambe droite dont il se plaint, et qui l'oblige à se servir d'une canne, n'est pas appréciable objectivement. Les divers groupes musculaires, extenseurs et fléchisseurs, résistent aussi bien aux explorations d'un côté que de l'autre. Cependant la force des mains est faible, il presse au dynamomètre 25 kilos de la main droite et 30 kilos de la main gauche. Réflexes rotuliens normaux.

OBSERVATION VII (PERSONNELLE).

Maurice L..., né en mars 1874, est venu consulter M. le professeur Charcot à la Salpêtrière, le 26 mars 1884.

Antécédents héréditaires. — *Mère* très nerveuse, a eu des accidents convulsifs, surtout pendant sa grossesse. *Père* bien portant, n'est pas névropathe. *Frère hystérique* (voir son observation). Rien de particulier à noter sur les *grands-parents.*

Antécédents personnels. — Il ne présente pas de vice de conformation et s'est toujours bien porté. C'est un petit garçon très intelligent qui avait toujours de bonnes places dans sa classe.

Début. — Il avait passé de bonnes vacances d'été en 1883, mais à la rentrée, son père s'était aperçu qu'il travaillait moins bien. Vers la fin de février 1884, il commença à se plaindre de fortes douleurs de tête. Il fut pris bientôt après, au moment de la mort de son grand-père qu'il aimait beaucoup, de troubles gastriques accompagnés de vomissements. Depuis quatre jours, le petit malade a des pertes de connaissance qui durent environ une minute.

État actuel (26 mars 1884). — La sensibilité à la température est normale. Pas d'hémianesthésie cutanée. Quelques plaques d'hyperesthésie, entre autres le point pseudo-ovarien gauche et le point bregmatique. Les sens spéciaux sont normaux, sauf la vision. L'examen des yeux, fait par M. Parinaud, a donné les résultats suivants : *rétrécissement concentrique du champ visuel et dyschromatopsie.*

Pas de troubles du système musculaire.

Dans l'espace de vingt minutes Maurice L... s'est évanoui deux fois au cabinet de la consultation. Il tombe tout à coup à la renverse, les paupières s'abaissent. Pendant cet état les membres gardent la position qu'on leur donne. Les attaques ont par conséquent le caractère de crises cataleptiques, elles sont excessivement fréquentes, se répétant une soixantaine de fois par jour.

Depuis cette époque, le petit malade qui habite les environs de Paris n'est pas revenu à la Salpêtrière, mais nous sommes allé le voir, et son père, qui a pris des notes sur son état avec une grande sollicitude, nous a communiqué des renseignements très intéressants et très complets sur les jours qui suivirent cette visite.

L'examen médical précédent avait fortement émotionné ce jeune garçon dont le système nerveux est en rupture complète d'équilibre.

Avant de retourner à la campagne, M. L... avait conduit son fils dans un établissement d'hydrothérapie pour lui faire donner une douche ; il était 4 heures. En se déshabillant, le petit garçon a trois évanouissements et un quatrième pendant la douche. A partir de ce moment, pertes de connaissance toutes les trois ou quatre minutes, en marchant dans la rue et dans le tramway. Vers 6 heures du soir les attaques changent de caractère. Elles débutent par une raideur avec projection des pieds en avant, les genoux s'entrechoquent ; le réveil est très doux. Pendant le dîner, cet état ne fait que s'aggraver.

Dès que Maurice est au lit, les crises revêtent le caractère parfait des attaques de grande hystérie. Il grince fortement des dents plusieurs fois de suite, puis il se raidit et se met en *arc de cercle*, il dresse alors les jambes en l'air et fait des sauts de carpe sur son lit ; il pousse des cris et des plaintes. Les bras font le moulinet et battent l'air. Il revient à lui et vomit son dîner. Ce n'est qu'au bout d'une heure qu'il parvient à s'endormir. A 2 heures du matin, nouvelle suite d'attaques qui dure une heure, puis sommeil très calme jusqu'au matin.

A son réveil, il croit avoir parfaitement dormi toute la nuit. Les crises recommencent et sont encore plus fortes. Les bras et les poignets se tordent sur eux-mêmes. Il se jette de tous les côtés sur son matelas en écartant les couvertures, puis il se lève tout à coup et parcourt la chambre en se heurtant contre les meubles. Son père lui dit avec fermeté qu'il lui défend, pendant ses crises, de descendre de son lit et de toucher aux couvertures et que, dans ces conditions, il pourra faire ce qu'il voudra. Dans l'attaque suivante, il obéit de point en point.

Maurice L..., qui n'avait présenté jusqu'à présent que les deux premières phases de l'attaque type, y ajoute la troisième. Il se met à chanter, en faisant mine tour à tour de jouer du piano ou du violon. Il danse et fait des cabrioles, il ne crie pas, mais bientôt après il voit des animaux féroces qui lui font peur, puis un nain à grosse tête avec lequel il se dispute et qui le menace, il le traite de morveux.

Après ses crises, qui ne durent pas longtemps, mais qui se répètent continuellement, il boit de la crème avec plaisir. Son père lui déclare alors qu'il veut que ses attaques s'éloignent; Maurice obéit, car elles n'ont plus lieu que de quart d'heure en quart d'heure, mais leur longueur s'accroît en proportion. Au moment du déjeuner, il descend dans la salle à manger et reste 35 minutes sans crise; celle qui survient alors est particulièrement violente et longue. Il n'y a d'autre changement que l'addition de la poésie à la musique. Il chante les dangers du petit oiseau qu'il compare à l'enfant. Il parle de ses devoirs envers ses bons parents. Il décrit le chemin large du mal et la voie étroite et épineuse du ciel. Quelquefois des étouffements l'arrêtent au milieu de ses chants. Il porte ses mains sur les côtés de sa poitrine avec des signes de grandes souffrances. Il ôte sa veste et son gilet. Dans un intervalle son père lui défend de se déshabiller à l'avenir. Il obéit comme précédemment. Le soir, il dîne de bon appétit.

On lui avait administré dans la journée deux lavements au chloral. Il s'endort facilement après une courte crise de dyspnée. La nuit a été calme, il se trouve mieux à son réveil. Il n'a que quelques attaques assez douces avant son déjeuner. Son père lui ayant promis de le conduire au concours hippique, cette idée lui revient sans cesse ; croyant qu'on n'a pas voulu l'y mener, il traite son père des noms les plus injurieux et les plus inconvenants.

Il déjeune en état de somnambulisme et mange une côtelette qu'il digère. Puis après il est pris de conceptions délirantes et se trouve dans un état demi-conscient. Il va dans le jardin, arrose sans eau, il renverse les mots dans la conversation et lit les nombres à l'envers. Cela dure deux heures. Il reprend complétement possession de lui-même et joue à la balle avec son père. Cette distraction est interrompue par une attaque violente, à la suite de laquelle la moindre circonstance l'effraie. Il entre pour un rien en rage contre son père. Chaque fois que le ballon en caoutchouc, par conséquent très léger, lui touche la tête (point hystérogène bregmatique), il tombe, mais se relève bientôt. Ce jeu, néanmoins, l'amuse beaucoup, il éprouve le besoin de s'agiter.

Pendant une nouvelle attaque qui dure une heure un quart, l'idée du concours hippique le poursuit avec obsession. Il donne à son père trois jours pour se décider à l'y mener, sinon il faudra choisir entre l'étranglement de Philippe, la pendaison de Lucien, la mise à la broche de Léontine, l'égorgement de son père, ou sa propre chute du deuxième étage.

Lorsqu'il ouvre les yeux, l'idée persiste, il ne reprend pas immédiatement son entière lucidité d'esprit. Durant cette longue crise, M. L... avait remis à Maurice son violon qu'il a pris avec bonheur, il l'a accordé parfaitement et a joué deux airs aussi bien qu'étant éveillé. Il en a même créé un autre, c'était une imitation de vielle sur doubles cordes.

Le soir il se met à table en état de somnambulisme et fait tout à rebours. Il met son lien de serviette sous son menton, il lit à l'envers ce qui est écrit sur sa bouteille de peptone, etc., il a vomi son dîner.

Depuis cette époque l'amélioration a été lente et progressive, les attaques ont perdu de leur violence, mais les états inconscients ont persisté jusqu'à la fin de juin. Les douches ont toujours amené de si fâcheux résultats qu'il fallut y renoncer entièrement. Dans cet intervalle, Maurice est resté paraglégique pendant dix jours. Le petit malade a passé tout l'été à la campagne, et le mieux s'était accentué à un tel point, qu'au mois d'octobre les évanouissements spontanés avaient disparu. Il ne tombait que par suite des attouchements involontaires de son point hystérogène bregmatique qui a seul persisté. Il n'avait plus d'autre plaque d'hyperesthésie. Pour éviter ces attouchements, son père lui fit confectionner une sorte de casque recouvert de drap, dont l'effet est très satisfaisant.

Il commençait à pouvoir s'appliquer plusieurs heures par jour, lorsque les bourrasques de décembre, le froid et la neige qui sont survenus, lui ont occasionné quelques crises de somnambulisme et quelques attaques très courtes. Son humeur en a souffert, il était quinteux et violent.

Au mois de janvier 1885, à la suite de maux de tête très aigus, il s'est aperçu que son point hystérogène, qui s'étendait jusqu'à la protubérance occipitale externe avait diminué de grandeur. Depuis lors il n'a pas changé, il occupe un ovale de 10 centimètres environ de longueur sur 5 de largeur, au niveau du synciput, légèrement à droite.

Il se plaint constamment de douleurs céphaliques en couronne siégeant plus spécialement au front, et redoute par dessus tout la gêne provenant des vêtements serrés autour du cou.

Actuellement, le petit malade a fréquemment des attaques très courtes dans lesquelles il se raidit subitement, pour reprendre connaissance une minute après.

Il ne présente aucun trouble de la sensibilité générale et spéciale en dehors du point déjà mentionné.

OBSERVATION VIII (PERSONNELLE).

Philippe L..., né en 1870, au milieu d'émotions vives, le jour de la bataille de Reischoffen.

Ce jeune garçon est venu consulter M. le professeur Charcot le 5 janvier 1882. Il était malade depuis quatre ans.

Antécédents héréditaires. — (Voir l'observation précédente qui est celle de son frère).

Philippe L... a de grands beaux yeux noirs un peu langoureux et très intelligents. Ses *antécédents personnels* n'offrent rien de particulier à noter, si ce n'est une chute assez violente qu'il fit en 1875. Ses testicules sont dans les bourses, le prépuce présente un léger degré de phimosis ; on assure qu'il n'a pas de mauvaises habitudes.

Le petit malade se plaint de crises qui, dès le moment où elles ont apparu, se sont répétées d'une façon très variable. Chaque année ces crises durent six semaines et ont lieu principalement à l'entrée de l'hiver. L'enfant se plaint alors de douleurs très vives dans les jambes et dans la tête. Pendant cinq semaines il a été aveugle de l'œil gauche, cette cécité marque le commencement de la crise. La première fois les parents attribuèrent cela à une chute sur la tête, que le jeune garçon avait faite quelques jours auparavant. Une autre fois il a perdu la vue de l'autre œil pendant plusieurs jours. Une troisième fois enfin il a été complétement aveugle pendant cinq heures.

Pendant les crises le caractère s'assombrit, l'enfant prend tout en mal et éclate en sanglots. Il va quelquefois jusqu'à se rouler par terre. Il se plaint aussi d'un sentiment de constriction qui le serre à la gorge, sans avoir cependant la sensation de la boule hystérique. Récemment il aurait eu de l'arthralgie du coude et du genou, du côté gauche, sans gonflement.

L'exploration de la sensibilité ne révèle pas d'anesthésie. Le froid, le contact et la douleur sont également bien perçus. On constate un *point hystérogène* au niveau du bord des fausses côtes gauches, et une plaque d'hyperesthésie cutanée exquise au sommet de la tête, légèrement à gauche. Pas de troubles musculaires, rien au cœur. Traitement par les douches.

26 janvier 1882.—Depuis sa dernière visite, le malade a eu des douleurs de tête très violentes pendant quatre jours ; ces douleurs ont cessé pour être remplacées par des crises d'asthme qui duraient 4 ou 5 heures chacune, cela pendant deux jours. Avec le froid sont survenues des dou-

leurs très aiguës dans les jambes, accompagnées d'une faiblesse tellement grande qu'on était obligé de porter l'enfant. Un jour, après le
déjeuner, ces douleurs cessent subitement, mais sont bientôt remplacées
par des douleurs lombaires suraiguës siégeant au-dessous du sacrum,
sous l'influence desquelles l'enfant se roule sur le sol et se renverse en
opistothonos en faisant de grands mouvements et des contorsions. Ces
attaques se sont répétées pendant deux jours, à quelques minutes d'intervalle. En outre, le malade a eu des hallucinations très marquées qui
ne faisaient pas directement suite à la période des grands mouvements.
Ces hallucinations ont le caractère de la frayeur, il crie : « Oh ! le vilain
homme noir ! » Aujourd'hui il nous dit avoir vu sortir de la cheminée
un homme noir, un mineur, qui veut en tuer d'autres.

Une fois il a perdu la mémoire pendant quatre heures. Son caractère
semble meilleur que les années précédentes.

L'examen des yeux dénote une bonne acuité de la vision et un léger
rétrécissement concentrique du champ visuel à gauche.

Philippe L... a eu des crises analogues pendant l'hiver 1882-83.

Depuis plus d'un an il se porte tout à fait bien et ne présente actuellement aucun stigmate de la névrose.

OBSERVATION IX (personnelle).

Delp... Louis, né le 7 février 1873. Ecolier.

Antécédents héréditaires. — Grands-parents paternels ne présentant
rien de particulier. *Grand-père maternel* violent, emporté, colère. *Père*
boulanger, bien portant, non nerveux ; a eu en 1867 une atteinte de rhumatisme articulaire aigu. *Mère* très sensible, névropathe, a eu deux fois
des attaques de nerfs. *Frère* bien portant.

Antécédents personnels. — Rougeole à 3 ans. Fièvre typhoïde à 9 ans ;
depuis cette fièvre il est resté excessivement impressionnable et nerveux,
il avait des accès de rires alternant avec des pleurs, il entrait dans des
colères terribles. Il a présenté pendant longtemps un tic de la face.

Début. — Le 1er octobre 1884, le père de Louis qui revenait de son
travail à 6 heures du matin, entendit, en entrant dans la chambre de son
fils, une respiration haletante et pénible. Le jeune garçon qui était enve-
loppé dans ses couvertures, avait la face congestionnée et les yeux
convulsés en haut, la bouche écumait. Son père, croyant qu'il étouffait
sous ses draps, s'empressa de le dégager et d'ouvrir la fenêtre. Louis ne

voyait rien, il ne répondait pas aux questions qu'on lui posait et semblait ne pas entendre. Bientôt il se raidit et eut une attaque, tout à fait caractéristique, de grande hystérie. La période du clownisme a été très marquée, il a fait l'*arc de cercle*, les *salutations* et toutes sortes de grands mouvements désordonnés. Les *attitudes passionnelles* étaient aussi très développées ; le jeune malade se croyait dans un jardin, il voyait des fleurs qu'il cueillait et qu'il admirait ; puis soudain son frère lui est apparu s'avançant vers lui pour lui faire du mal. Après quelques minutes Louis est tombé en résolution et bientôt après une nouvelle attaque a recommencé. Cette série de crises subintrantes dura jusqu'à 11 heures et demie du matin. Le jeune garçon reprit alors complétement connaissance, sans coma ni délire, il n'avait pas uriné sous lui et ne s'était pas mordu la langue, il se sentait seulement un peu fatigué.

C'est à la suite de cette première attaque que M. D... amena son fils à la consultation externe de M. Charcot, à la Salpêtrière. L'examen de la sensibilité que nous avons fait à ce moment n'a rien révélé d'anormal. Pas d'anesthésie ni d'hyperesthésie, pas de plaques hystérogènes ; le champ visuel a été trouvé normal par M. Parinaud. Les organes des sens étaient sains. Ce malade ne présentait donc aucun stigmate hystérique. Le traitement ordonné a consisté en douches et en potions ferrugineuses contre l'état anémique.

Le 15 octobre, crise de peu de durée à l'école.

Le 1er et le 2 novembre, Louis Delp... eut deux nouvelles séries d'attaques analogues aux précédentes ; la sensibilité générale et spéciale, examinée quelques jours après, était restée normale.

Mars 1885. — Depuis cette époque ce jeune garçon n'a plus eu d'attataque et paraît guéri.

OBSERVATION X

Au moment où notre travail était terminé, nous avons eu la bonne fortune d'observer un cas des plus intéressants. Il s'agit d'un jeune homme atteint de cette forme d'hystérie, bien décrite chez la femme par MM. Ballet et Crespin, qui reproduit avec une exactitude souvent remarquable le tableau de l'épilepsie jacksonnienne. Sans entrer dans de grands détails, nous rapportons ici les faits principaux, qui nous démontrent une fois de plus l'identité de l'hystérie masculine et de l'hystérie féminine.

Chez notre sujet, nous sommes évidemment en présence d'*accès de fausse épilepsie partielle*, car nous retrouvons les stigmates complets de l'hystérie. En outre, la troisième période de l'attaque hystéro-épileptique est très développée chez lui.

Voici le fait : (Observation prise par Mlle Edwards).

Li.., Edouard, âgé de 22 ans, maçon ; entré à la Salpêtrière dans le service de M. le professeur Charcot, en mars 1885.

Antécédents de famille.— *Père*, charretier, 52 ans, alcoolique ; ni attaques de nerfs, ni épilepsie. — *Mère*, morte de fièvre typhoïde, attaques d'hystérie. Deux sœurs de la mère ont des attaques hystériques ; deux de ses frères partis en Amérique pour faire fortune n'ont jamais reparu. — *Grand-mère maternelle* âgée de 82 ans, a encore des attaques. Quatre frères de Li... sont bien portants, sans accidents nerveux ; l'un d'entre eux fait son temps de service militaire, ce qui a exempté notre malade.

Antécédents personnels. — Pas de convulsions dans l'enfance ; a toujours appris difficilement à l'école, ses frères seraient mieux doués que lui sous ce rapport. Alcoolisme avoué, il boit la goutte 5 ou 6 fois par jour et pas mal de vin à côté de cela. Il a eu un ver solitaire il y a trois ans. Il a quitté son pays à 19 ans pour venir à Paris. Pendant son séjour dans cette ville il a eu un érysipèle, pour lequel il est resté deux mois à l'hôpital de la Charité ; il a été ensuite atteint de douleurs rhumatismales dans les pieds, qui l'ont forcé à garder le lit pendant quinze jours.

Après six mois de séjour dans la capitale, il est revenu chez lui à Verrières et a travaillé à Sceaux comme maçon.

Début. — Il y a onze mois, Li... voyant un compagnon battre son fils un peu durement a voulu intervenir ; le compagnon le frappe, le terrasse, ramasse une pierre et la lance, heureusement sans l'atteindre. Il n'en fut pas moins très effrayé et trembla pendant une demi-heure. A partir de ce jour, il ne dormit plus, il avait des idées noires, songeant à son ver solitaire, à l'homme qui l'avait poursuivi et battu ; il mangeait peu, se sentait faible ; il avait en outre des picotements dans la langue. Quinze jours après cette scène fâcheuse il a eu sa première attaque le soir, à 8 heures. Cette première fois il ne remarqua pas de sensation spéciale dans les régions iliaques, il éprouvait seulement, depuis le matin, une gêne épigastrique qu'il attribuait à une constipation opiniâtre dont il souffrait. Immédiatement avant l'attaque son cœur battait fortement, il a senti une boule qui lui remontait à la gorge et l'étouffait, puis les phénomènes de l'aura céphalique sont survenus ; battements dans la tempe gauche et bourdonnements dans l'oreille du même côté. Il a éprouvé aussi une sensation étrange dans la langue, qui serait animée de mouvements ; il a perdu connaissance et son patron lui a raconté l'attaque dont il n'a pas gardé le moindre souvenir ; il se rappelait les prodromes. Depuis lors il a cessé de travailler.

24 mars. — *Examen de la sensibilité.* Anesthésie bilatérale disséminée par plaques. La pression de la région iliaque gauche amène des mouvements convulsifs dans les mains, dans la bouche, puis quelques grincements de dents et des frémissements généraux. Le point pseudo-ovarien droit est sensible mais à un degré beaucoup moindre que le gauche. La pression du cordon n'est pas douloureuse et ne donne lieu à aucune sensation spéciale. Nous trouvons encore les *zones hystérogènes* suivantes : un point sous-claviculaire droit ; un point sous-costal dans la ligne axillaire à droite ; un point au tiers inférieur de la région externe de la jambe droite ; un point au tiers inférieur de la cuisse gauche dans la région interne ; un point dans le creux poplité gauche ; un autre au niveau de la grande corne de l'os hyoïde à gauche et un dernier à la tempe, de ce même côté.

Organes des sens.— Rien de bien marqué si ce n'est le *rétrécissement concentrique du champ visuel.* La sensibilité des conjonctives est conservée. L'*ouïe* est affaiblie, il entend le tic-tac de la montre à 20 centimètres à gauche et à 10 centimètres à droite.

26 mars. — *Attaque* provoquée par la compression des points sous-claviculaire et sous-costal droits. Après les phénomènes de l'aura il perd connaissance, sa tête se tourne à gauche, le peaucier se contracte, la bouche se dévie fortement à gauche, formant un point d'exclamation dont la pointe serait à droite. Quelques vibrations commencent par le bras droit et se généralisent à la jambe du même côté. Pendant cette période de tremblement, il ne crie ni ne parle. Les yeux restent ouverts pendant l'attaque. Après la résolution survient un délire assez tranquille, il dit : « Crapule ! Il m'a fait du mal, oh ! là, là... Sale individu ! Oh ! canaille... un coup de pierre... ah ! oui !... il peut tuer... ver solitaire... oh ! c'est ta faute... canaille... » Il cherche à se débarrasser du ver qui monte le long de sa jambe gauche et de sa cuisse. « Je vais le tuer... un coup de fusil... tu vas voir. » Il tremble comme de froid et enfin se réveille.

Deuxième attaque avortée.

Il est extrèmement fatigué et courbaturé après ses attaques. Il se mord parfois la langue à droite ; n'urine jamais au lit ni dans ses vêtements.

INDEX BIBLIOGRAPHIQUE

ALÈGRE. — *Observation remarquable d'un cas d'affection nerveuse.* Gaz. méd., 1836, p. 761.

ARMAINGAUD. — *Sur une corrélation pathogénique entre les maladies du cœur (rétrécissement et insuffisance aortiques) et l'hystérie chez l'homme.* Journ. de méd. de Bordeaux, 1878, nᵒˢ 2 et 3.

AROU. — *Un cas d'hystérie chez l'homme.* Rec. de mém. de méd. milit., Juillet et août, 1875.

AUSSILLOUX, Ch. — *Hystérie chez l'homme.* Montpellier médical. Septembre et octobre 1876, p. 321.

AXENFELD. — *Traité des névroses.*

BALL. — *Hémianesthésie hystérique chez un homme de 26 ans.* (Extrait de la France méd.) Revue de méd. franç. et étrang., Paris, 1879, p. 634-637.

BALLET et CRESPIN. — *Des attaques d'hystérie à forme d'épilepsie partielle.* Arch. de Neur., Paris, 1884.

BARLOW. — *Hysterical analgesia in children.* Brit. M. J. London, 1881, II, 892.

BARRS, A. G. — *A case of hysterical parapleglia in a boy.* The brit med. J., 25 feb. 1882.

BASTIANELLI, G. — *Isterismo nell'uomo.* Archivio di med. chir. ed igiene. Gaz. clin. dello spedale civico di Palermo. 1870, nᵒ 1.

BASTIEN, J.-B. — *Sur un cas d'hystérie chez l'homme, survenue à la suite d'une tumeur de la conque de l'oreille.* Thèse, Paris, 1855.

BERNUTZ. — *Article « hystérie »* in Nouv. diction. de méd. et chir. prat.

BERTHIER. — *Hystérie chez un adulte.* Trib. méd., 1874.

BIGOT et CAMUSET. — *Crises d'hystérie chez un homme atteint de paralysie générale.* Ann. méd. psych., mars 1884.

Billod. — Annales méd. psych., 1843.

Bonneau. — Thèse, Paris, 1817.

Bonnemaison. — *Sur un cas d'hystérie chez l'homme.* Arch. gén. de méd., Juin 1875.

Bouley, J.-S. — *Hysteria in the male.* Louisville méd. News, 1882, XIV, 211.

Bourneville et Bonnaire. — *Nouvelle observation d'hystéro-épilepsie chez un jeune garçon ; guérison par l'hydrothérapie.* Arch. de Neurol., Paris, 1884. VII, 86-100.

    »   *Nouvelle observation d'hystéro-épilepsie chez un jeune garçon ; guérison par l'hydrothérapie.* Prog. méd. Paris, 1882, X, 645-648.

    »   *Recherches sur l'épilepsie, l'hystérie et l'idiotie.* Paris, 1884.

Bourneville et Dauge. — *Nouveau cas d'hystérie chez l'homme.* Prog. méd., 1883, n° 34.

Bourneville et d'Olier. — *Note sur un cas d'hystéro-épilepsie chez l'homme.* Prog. méd., Paris, 1880, VIII, 949, 966.

Bourneville et Regnard. — *Iconographie photographique de la Salpêtrière.*

Brachet. — *Traité de l'hystérie.* Paris, 1847.

Bramwell, R. — *Male hysteria.* Lancet. Sept. 1875.

Breuillard. — *De l'hystérie chez l'homme.* Thèse, Paris, 1870.

Briquet, P. — *Traité clinique et thérapeutique de l'hystérie.* Paris, 1859.

Brodie. — *Des affections nerveuses locales.* Leçons traduites par Douglas Aigre. Prog. méd., 1880.

Brousse, A. — *Nouveau cas d'hystérie chez l'homme ; rapports de cette névrose avec la tuberculose.* Gaz. hebd. des sc. méd. de Montpellier, 1881, III, 421, 433.

Burdin et Dubois d'Amiens. — *Histoire académique du magnétisme animal.* 1841.

Burrow. — Cité par Chambard. *Cas d'hystérie avec somnambulisme.*

CALMEIL. — *De la folie considérée sous le point de vue pathologique, historique, etc.* 1845.

CARREAU, J.-S. — *Case of hysteria in a boy, eight years old.* Am. J. obst., New-York, 1881, XIV, 504.

CASAUBON (de) L. — *L'hystérie chez les jeunes garçons.* Thèse, Paris, 1884.

CAVAFY. — *A case of male hysteria.* Lancet, Déc. 1874.

CERISE. — *Des fonctions et des maladies nerveuses.* 1842.

CHAMBARD. — *Cas d'hystérie avec somnambulisme.* Rev. mens., 1879. — Cité par Klein.

CHARCOT. — *De l'hystérie chez les jeunes garçons.* Prog. méd., Paris, 1882, X, 985-1003, nᵒˢ 50, 51, 52.

»   *De l'isolement dans le traitement de l'hystérie.* Leçon recueillie par M. Gilles de la Tourette. Prog. méd., 28 février 1885.

»   *Leçons sur les maladies du système nerveux,* recueillies et publiées par M. Ch. Féré. Tome III, 1ᵉʳ fasc.

COMBAL et BOURDEL. — *Cas d'hystérie chez l'homme.* J. de la Soc. de méd. prat. de Montpellier. 1845.

CONOLLY. — *Cyclopœdia of practical medicin.* London, 1883.

DA COSTA. — *Hysteria and hystero-epilepsy in the male sex; and hysterical symptoms in brain diseases; a clinical lecture.* Coll. and clin. Rec., Philadelphia, 1881, II, 1-5.

DEBOVE. — *Un cas d'hystérie chez l'homme.* Soc. méd. des hôp. de Paris. Séance du 11 avril 1884.

»   *Hystérie à forme fruste chez l'homme.* Soc. méd. des hôp. de Paris. Séance du 10 nov. 1882.

»   *Recherches sur les hémianesthésies accompagnées d'hémiplégie motrice, d'hémichorée, de contracture et sur leur curabilité par les agents esthésiogènes.* Soc. des hôp. de Paris, octobre et novembre 1879.

DESNOS et LEDOUX. — *Un cas d'hystéro-épilepsie chez l'homme.* Gaz. des hôp., n° 116, 1880.

DESPINE. — *Cas d'hystérie aiguë chez l'homme.* Ann. méd. psych., novembre 1876, p. 321.

DESSAU, S.-H. — *Hysteria in boys, with the report of a case.* Am. J. obst., New-York, 1880, XIII, 935-942.

DESTERNE, A.-H. — *De l'hystérie chez l'homme et de l'emploi des inhalations de chloroforme dans l'accès hystérique.* Thèse, Paris, 1850.

DIAMANTOPOULOS, N.-J. — Ὁ ὑστερισμὸς τοῦ ἄνδος (ὑπὸ τοῦ ιατροῦ Deny) Γαληνοσ, Αθῆναι, 1883, Θ', 89-92.

DOCHMANN, A. — *Bcobachtungen über Hysterie.* Jahrbuch der Kasaner med. Gesells., 1882, n°ˢ 14 et 15 (russe). Rapporté in Centralblatt für Nervenheilkunde. 1883.

DOMMARTIN. — *Hystéro-épilepsie chez l'homme.* Gaz. des hôp., Paris, 1882, p. 1138-1140.

DREYFOUS. — *Accidents hystériformes chez un jeune homme de 26 ans; attaques spontanées, attaques provoquées par les inhalations d'éther ou de chloroforme ; arrêt des attaques par la compression du testicule gauche.* Comptes rendus Soc. de Biol., Paris, 1877, p. 466-474, 6ᵐᵉ série, IV.

DROSDOW. — *Morbus hypnoticus.* Arch. für psych., XIII, p. 250.

DUBOIS d'AMIENS. — *Histoire philosophique de l'hypochondrie et de l'hystérie.* Paris, 1837.

ESQUIROL. — *Mémoire sur les maladies mentales.* 1838.

FABRE. — *De l'hystérie chez l'homme.* Gaz. méd. de Paris, 1881, 6ᵐᵉ série, III, 654, 687, 734.

FABRE. — *De l'hystérie chez l'homme.* Ann. méd. psych., mai 1875, p. 354.

FAVROT. — Thèse. Paris, 1844.

FÉRÉ, Ch. — *La famille névropathique.* Extr. des arch. de Neurol., Paris, 1884.

»   *Note pour servir à l'histoire de l'hystéro-épilepsie.* Arch. de Neurol., Paris, 1882.

FOET. — *Attaque d'hystérie chez un homme, traitée et guérie par la compression des testicules.* Gaz. hebd. de méd. et de chir. Décembre 1874.

FORGET. — *Recherches cliniques sur les névroses.* Gaz. méd. de Paris, 1847.

Fouquet. — *Etude clinique sur quelques spasmes d'origine hystérique.* Thèse, Paris, 1880.

Free (Spencer M.) — *Hysteria in the male.* The med. rec., 27 september 1884.

Fürstenheim. — *Hysterie bei Männern.* Berlin. med. Gesells. Sitzung vom 9 April 1884.

Gædeken, C.-G. — *Tilfaelde af hysterik Lidelse i Barnealderen.* Festkrift 1879.

Galezowski. — *De l'amblyopie hystérique.* Gaz. des hôp., n° 10, 1877.

Galien. — *De locis affectis.*

Georget. — *Traité des maladies du système nerveux.*

Giné, G. — *Histero-epilepsia en el hombre, somnambulismo.* Indep. med., Barcelona, 1878-79, XIV, 372, 387.

Gluzinski. — *Ein Fall von Hysteria virilis.* Przeglad lekarski, 1880, n° 52.

Grasset. — *Leçons sur les maladies du système nerveux.* 1879.

Grisolle. — *Traité de pathologie interne.*

Gschwender. — *Observation d'anesthésie hystérique chez un homme.* Union méd., 1868, n° 76.

Habermann. — *Hysterische Taubheit, Blindheit und Hyperästhesie des Olfactorius bei einem jungen Manne. Metallotherapie, Heilung.* Prag. med. Wochnschft., 1880, V, 213, 222.

Hallopeau. — *Un cas d'hystérie chez l'homme.* Gaz. des hôp. de Paris, 1879, n° 92.

Hammond. — *Traité des maladies nerveuses.* Trad. Labadie Lagrave, 1875.

Headland. — *Case of hysteria in the male.* Med. Tim. and gaz. 20 sept. 1873.

Huchard, H. — *Cas d'hystérie chez l'homme, simulant une affection des poumons.* Union méd., n°s 5 et 6, 1882.

   »   *Hystérie dans ses rapports avec les différents états morbides.* Union méd., n°s 5 et 6, 1882.

Ingle. — *Notes of a case of hysteria in a boy.* Lancet. London, 1883, II, p. 106.

JACCOUD. — *Traité de pathologie interne.*

JACOBI, A. — *Fall von neurotischer (hysterischer) rechtseitiger Hemiplegie bei einem Knaben.* Jahrbücher für Kinderheilkunde, 1876, X, 373.

JANNET, L. — *De l'hystérie chez l'homme.* Thèse, Paris, 1880.

KEMPF, E.-J. — *Hystero-epilepsy in a boy ten years of age.* Med. News, Philadelphia, 1883, 89-91.

KLEIN, A. — *De l'hystérie chez l'homme.* Thèse, Paris, 1880.

KÖBNER. — *Zur Casuistik der Hysterie im Kindesalter.* Deutsches Arch. für Klin. Med., Bd. 35, s. 524.

KOCH, E. — *Un cas d'hystérie chez l'homme.* J. de méd., de chir. et de pharm., Bruxelles, 1882, 117-135.

LALLEMANT, O. — *Hystérie chez l'homme.* Paris, thèse, 1877.

LANDOUZY. — *Traité de l'hystérie,* 1848.

    »   Mémoires de la Soc. de Biol. de Paris. Séance du 13 mars 1875.

LANGAARD, Chr. — *Et Tilfaelde af Hysteri hos et Barn.* Hosp. Tidende, 1882, Bd. 9, p. 486

LANOAILLE de LACHÈSE. — *Tarassis.* Gaz. des hôp., Oct. 1884.

LECOCQ, G. — *Un cas d'hystérie chez l'homme.* France méd., Paris, 1882, I, 709-722.

LEDOUBLE. — *Hystérie essentielle avec hémianesthésie et troubles visuels chez l'homme.* Trib. méd., Paris, 1879, XII, p. 425-427.

LEGOARANT. — *Cas d'hystérie observée chez l'homme; quelques considérations à ce sujet.* Thèse, Paris, 1853.

LEGRAND du SAULLE. — *Les hystériques.* Paris, 1883.

LEPOIS, Charles. — Voyez Piso Carolus.

LOMBARD. — *Cas d'hystérie chez l'homme.* Gaz. méd., n° 51, p. 633, 1875.

    »   *Un cas d'hystérie chez l'homme.* Gaz. méd., 1876, n° 16, p. 187.

LOUYER-VILLERMAY. — *Traité des maladies nerveuses ou vapeurs,* etc., 1816. Art. « hystérie » du dictionn. des sc. méd., t. XXIII. *Traité de l'hypochondrie et de l'hystéric.* t. Ier, p. 6.

Lustgarten. — *Hysteria virilis.* Wiener med. Presse. N° 31, p. 1034.

Macario, M. — *Paralysie hystérique chez l'homme ; erreur de diagnostic, pronostic de mort prochaine, guérison en 8 jours.* Nice méd., 1880-81, V, 138-144.

Marchal, C. — *De l'hystérie chez l'homme.* L'union méd.,1867, n° 8.

Maricourt, E.-S. — *Hystérie chez l'homme.* Thèse, Paris, 1877.

Marmisse. — *Hystérie à forme intermittente, ou fièvre intermittente à forme hystérique chez un garçon de 14 ans.* Gaz. méd. de Bordeaux, 1876, n° 4, p. 75.

Martin. — *Cas d'hystérie chez un jeune garçon.* France méd., 1877, p. 705.

Mathieu. — Cité par Bonnemaison et par Maricourt.

Mendel. — *Ueber Hysterie beim männlichen Geschlecht.* Berl. Klin. Wochnschft, 1884, XXI, 314-317, 330, 347.

Michéa. — *Cas d'attaques hystériques à forme extraordinaire, alternant avec de l'ataxie musculaire, complication de somnambulisme naturel chez un jeune homme de 17 ans.* Gaz. des hôp., 2 septembre 1865.

Monneret. — Art. « hystérie, » in Compendium de méd. prat.

Mora. — *Hystéro-épilepsie chez un homme de 48 ans.* Courrier méd., 10 janv. 1885.

Moreau (de Tours). — *Psychologie morbide.*

Mossé, A. — *Contribution à l'étude de l'hystérie chez l'homme.* Montpellier, 1883. (Rep. de la Gaz. hebd. des sc. méd. de Montpellier.

Mossmann, P. — *Sur un cas d'hystéro-épilepsie chez l'homme.* Thèse, Nancy, 1883.

O'Gorman, P.-W. — *A very interesting case of hysterical heptalgia simulating suppurative hepatitis, and terminating in hysteroepilepsy. (Hysteria in a male).* Indian m. gaz., Calcutta, 1882, XVII, 97-99.

Olier (d'). — *De la coexistence de l'hystérie et de l'épilepsie avec* manifestations distinctes des deux névroses (hystéro-épilepsie à crises distinctes) considérée dans les deux sexes et en particulier chez l'homme. Mémoire qui a obtenu le prix Esquirol en 1881. (in Ann. méd. psych., Paris, 1881, 6me sér., VI, 192-226).

OPPENHEIM, H. und THOMSEN, R. — Ueber des Vorkommen und ie Bedeutung der sensorischen Anästhesie bei Erkrankungen des centralen Nervensystems. Arch. für Psych., 1884, Bd. XV, Heft. II und III.

PAGE. — Injuries of the spine and spinal cord with appearent mechanical lesion and nervous shock. London 1885.

PARISOT, V. — Hystéro-épilepsie chez l'homme. Gaz. des hôp., 1882.

PAULMIER, P.-R. — De l'hystérie chez l'homme. Thèse, Paris, 1876.

PETIT, G. — De l'hystérie chez l'homme. Thèse, Paris, 1875.

PINEL, Sc. — Traité de pathologie cérébrale.

PIORRY. — Mémoires sur les névroses.

PISO, Carolus. — Selectæ observationes et consil., etc. Pont-à-Mousson, 1618.

POMME. — Traité des affections vaporeuses des deux sexes. Lyon, 1760.

PUTNAM, J. — Recent investigations into the pathology of so-called concussion of the spine. Boston med. and surg. Journ., vol. CIX.

» The medico-legal significance of hemianesthesia after concussion accidents. The american Journ. of neurology and psychiatry, 1884, vol. III, p. 507.

RANDALL, J.-N. — Hysteria in a male. Illinois med. record., Vandalia, 1879-80, I, 277.

RAYMOND. — Tétanie hystérique. Gaz. des hôp., 1881, n° 140.

» Hystérie chez l'homme, etc. Mém. de la Soc. de biol., 1881, p. 237.

REBATEL, F. — Cas d'hystérie chez l'homme ; anesthésie heureu-

sement modifiée par la métallothérapie. Lyon médic., 1880, XXXIII, p. 530-532.

RÉGIS, E. — *Note sur les rapports de la paralysie générale et de l'hystérie.* Gaz. méd., 1882, n⁰ˢ 2 et 6.

REMAK. — *Hysterie bei Männern.* Berl. med. Gesellsch., sitzung vom 9 April 1884.

REVILLIOD, L. — *Du mutisme hystérique.* Rev. méd. de la Suisse rom., 1883, n° 10, p. 560.

REY. — *Crises hystériques chez un homme atteint de paralysie générale.* Ann. méd. psych., janvier 1883.

RICHER. — *Etude sur l'hystéro-épilepsie, le somnambulisme, le magnétisme et l'hynoptisme,* etc. Paris, 1ʳᵉ édit. 1880. (2ᵐᵉ édit. 1885.)

» *De l'attaque hystéro-épileptique.* Thèse, Paris, 1879.

RICHET. — *Du somnambulisme provoqué.* J. de l'anat. et de la phys. etc., 1875.

RIEGEL, F. — *Zur Lehre von den hysterischen Affectionen der Kinder.* Zeitschrift für Klin. Med., Berlin, 1883, p. 453-471.

ROBERTS, W. — *Cases of hysteria in boys.* Practitioner. London, 1879, XXIII, 339-345.

ROCHET. — *Cas d'hystérie chez l'homme.* Gaz. méd. de Paris, 1875, n° 40, p. 609.

RUEFF. — *Observation d'hystérie chez l'homme.* France méd., Paris, 1882, I, 243-246.

RUSSELL, J. — *Case of « hysterical » retention of urin in a man.* Med. Times and Gaz., London, 1882, I, p. 353.

RUSSELL, M.-W.-H. — *A case of hysterical (?) rapid breathing in a Youth.* Brain, Oct. 1883.

SANDRAS. — *Traité des maladies nerveuses.* 1851.

SAUNDBY, R. — *Hysteria in the male sex.* Med. Times and gaz., London, 1881, I, 7.

SHAFFER (M. Newton). — *The hysterical element in orthopœdic surgery.* Arch. of med., Dec. 1879.

SENATOR. — *Hysterie bei Männern.* Berlin. med. Gesell., sitzung vom 2 April 1884.

Seppilli, G. — *Del grande isterismo od istero-epilessia nell'-
uomo ; rassegna critica.* Riv. sper di freniat., Reggio Emilia 1882,
VIII, 490-502.

Sevestre. — *Quelques cas d'hystérie chez l'homme.* Union méd.,
Paris, 1883, 3me sér., XXXV, 733-737.

Slucki, M. — *Ein Fall von durch Hallucination bedingter
Aphasie.* Russisch im Archiv. Psychiatrii Neurologii 1884, Bd.III,
Heft III. (Analysé dans le Centralblatt für Nervenheilkunde 1885).

Smeth, (de) J. — *Observation d'un cas d'hystérie chez l'homme.*
Presse méd. belge, 1869, n° 39.

Smith, A.-P. — *Hysteria in the male subject.* Med. Rec. New-
York, 1882, XXII, 457-459.

Strümpell, A. — *Krankheiten des Nervensystems. Lehrbuch der
speciellen Pathologie und Therapie der inneren Krankheiten.*
Leipzig, 1884.

Sydenham. — *Schedulæ monitoriæ, etc.* t. I p. 384.

Takacs, A. — *Hysteria virilis.* Pester med. chir. Presse, Buda-
pest, 1878, XIV, 823.

Tartivel. — Cité par Marchal.

Taulier. — *Cas d'hystérie chez l'homme.* Gaz. méd. de Lyon,
janvier 1854.

Thompson, A. — *A case of hysteria, with contraction of the lower
limbs, anœsthesia and ischæmia, in a boy.* Tr. clin. soc., London,
1878, XI, 5-13.

Trotter. — *Medicina nautica.* Art. « hysteria » in dictionn. of
pratical med.

Trousseau. — *Cliniques médicales de l'Hôtel-Dieu.* Edition
Peter.

Vislouch, J.-S. — *Sluchai histero-epilepsii u mutshine, s. jasno
virajenmoi Folie raisonnante.* (Hystéro-épilepsie chez l'homme).
Med. pribav. k. morsk. sborniki, St-Petersburg, 1882, nov., 42-64.

Vogt, H. — *Hysteri of en Mandsperson.* Norsk. Magaz. for
Lägevid. R. 3, Bd. VI, p. 253. (Hystérie chez un homme).

Voisin, Félix. — *Des causes physiques et morales des maladies mentales et de quelques autres affections nerveuses telles que l'hystérie.* 1821.

WALTON, G.-L. — *Possible cerebral origin of the symptoms usually classed under « Railway spine. »* Boston med. and surg. journ., Oct. 1883.

» *Two cases of hysteria. Case of typical hysterical hemianæsthesia in a man following injury.* Arch. of med., 1883.

» *Spinal irritation, probable cerebral origin of the symptons sometimes classed under this head.* Boston med. and surg. journ. Déc. 1883.

WILKS, S. — *Lectures on diseases of the nervous system, delivered at Guy's hospital.* London 1883.

TABLE DES MATIÈRES

www.ingramcontent.com/pod-product-compliance
Ingram Content Group UK Ltd.
Pitfield, Milton Keynes, MK11 3LW, UK
UKHW021223140726
13695UKWH00002B/729